足からはじめる

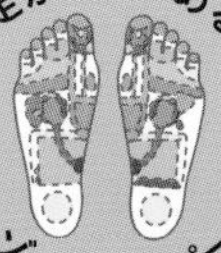

ゾーンセラピー

すべての不調は足裏を見ればわかる!

アンピール代表
鈴木きよみ

ONE PUBLISHING

このMAPを見ながらゾーンセラピーにTRY!

足裏のゾーンMAP

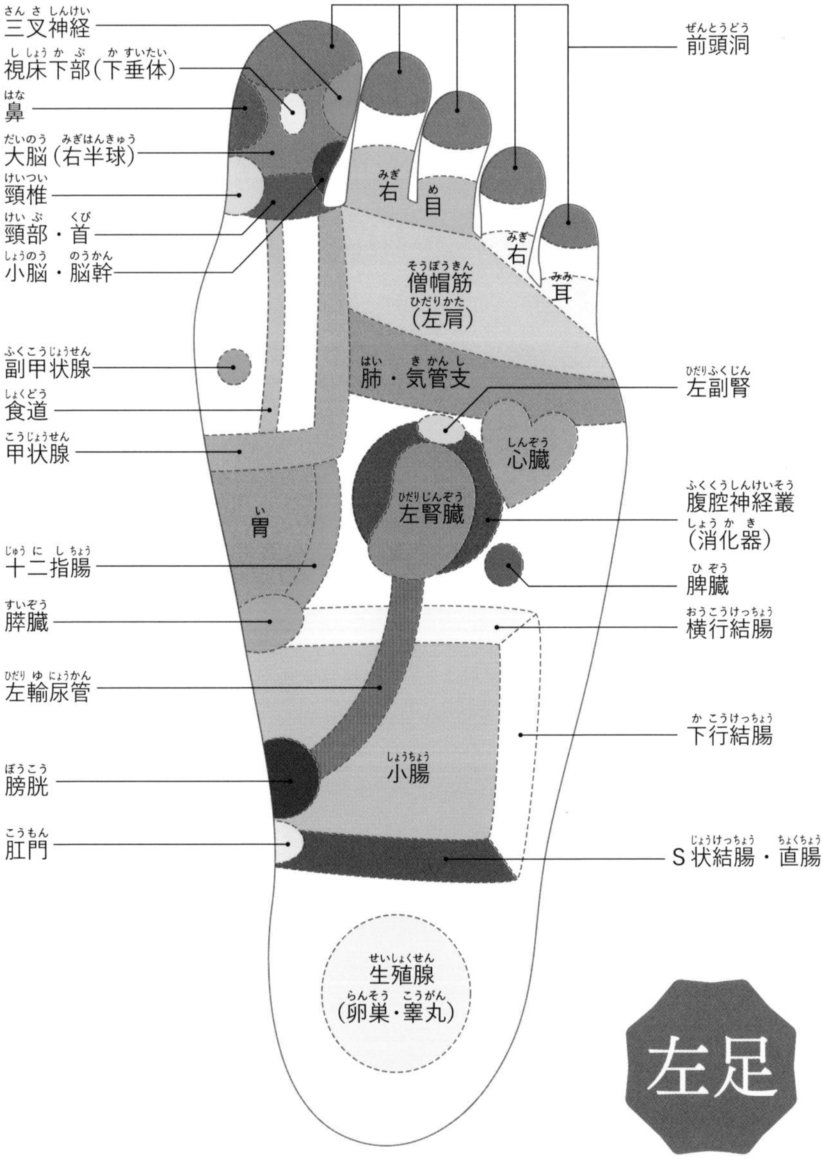
三叉神経《さんさしんけい》
視床下部《ししょうかぶ》（下垂体《かすいたい》）
鼻《はな》
大脳《だいのう》（右半球《みぎはんきゅう》）
頸椎《けいつい》
頸部《けいぶ》・首《くび》
小脳《しょうのう》・脳幹《のうかん》
副甲状腺《ふくこうじょうせん》
食道《しょくどう》
甲状腺《こうじょうせん》
十二指腸《じゅうにしちょう》
膵臓《すいぞう》
左輸尿管《ひだりゆにょうかん》
膀胱《ぼうこう》
肛門《こうもん》
前頭洞《ぜんとうどう》
右《みぎ》
目《め》
右《みぎ》
耳《みみ》
僧帽筋《そうぼうきん》
（左肩《ひだりかた》）
肺《はい》・気管支《きかんし》
左副腎《ひだりふくじん》
心臓《しんぞう》
左腎臓《ひだりじんぞう》
胃《い》
腹腔神経叢《ふくくうしんけいそう》
（消化器《しょうかき》）
脾臓《ひぞう》
横行結腸《おうこうけっちょう》
下行結腸《かこうけっちょう》
小腸《しょうちょう》
S状結腸《じょうけっちょう》・直腸《ちょくちょう》
生殖腺《せいしょくせん》
（卵巣《らんそう》・睾丸《こうがん》）
左足

東洋の足裏療法や西洋のリフレクソロジーの反射区をベースに、30万人以上の臨床経験によって独自のゾーンや位置を加えたのが本書で紹介するゾーンセラピ―のゾーンMAPです。このあとP48～84、P92～100、P104～111の各症状別のゾーンセラピーを行う際、このMAPを参考に、対応したゾーンを刺激しましょう。

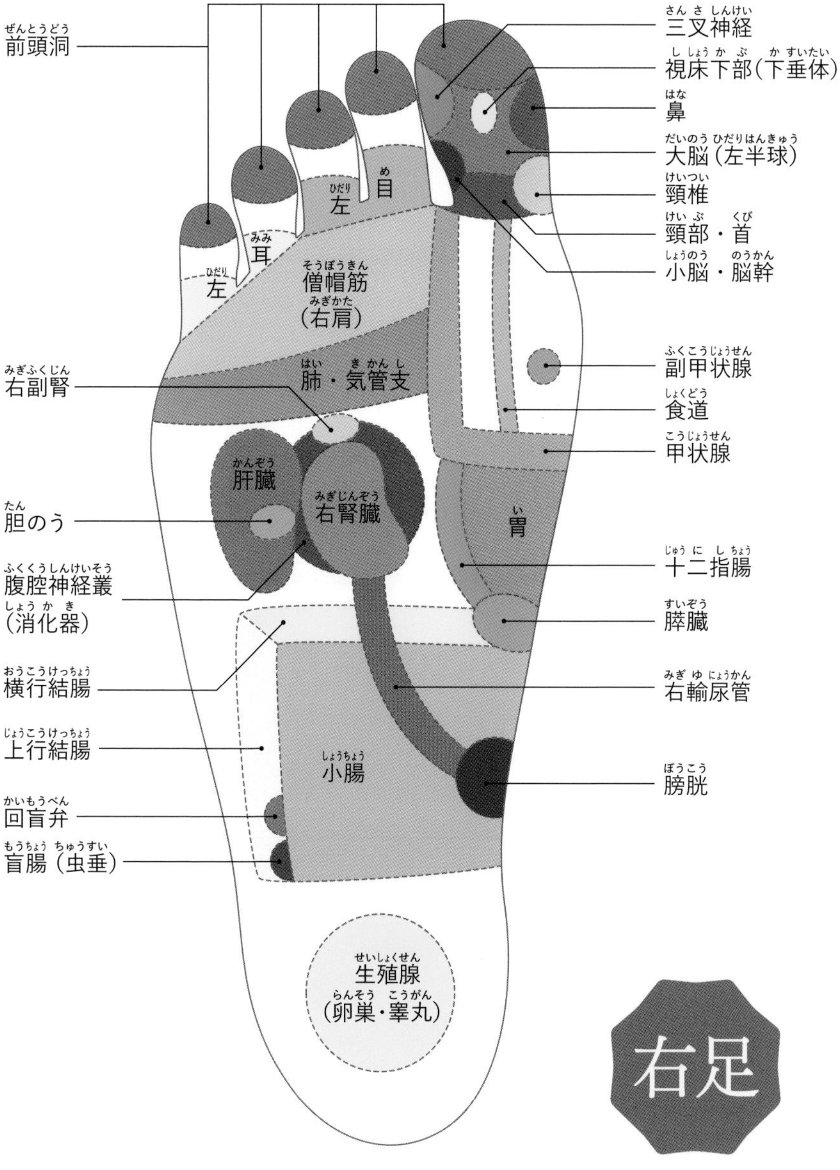

このMAPを見ながらゾーンセラピーにTRY!

足のゾーンMAP

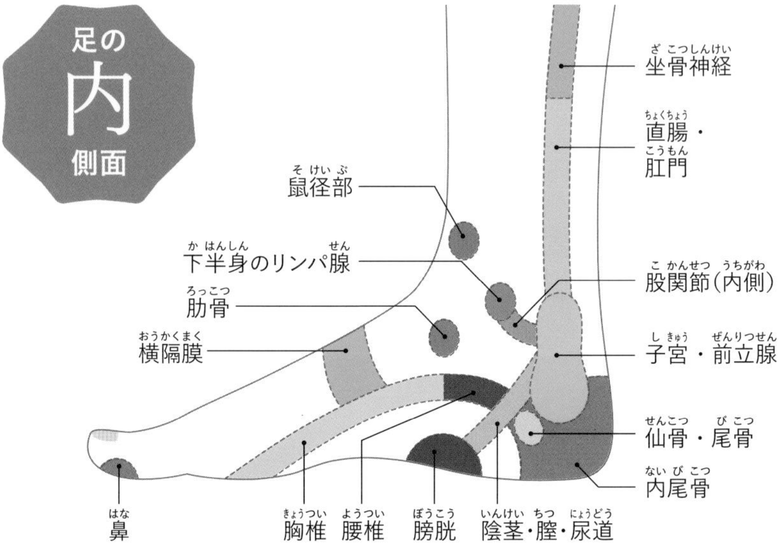
足の
内
側面
坐骨神経《ざこつしんけい》
直腸《ちょくちょう》・
肛門《こうもん》
鼠径部《そけいぶ》
下半身《かはんしん》のリンパ腺《せん》
股関節《こかんせつ》(内側《うちがわ》)
肋骨《ろっこつ》
横隔膜《おうかくまく》
子宮《しきゅう》・前立腺《ぜんりつせん》
仙骨《せんこつ》・尾骨《びこつ》
内尾骨《ないびこつ》
鼻《はな》
胸椎《きょうつい》
腰椎《ようつい》
膀胱《ぼうこう》
陰茎《いんけい》・膣《ちつ》・尿道《にょうどう》

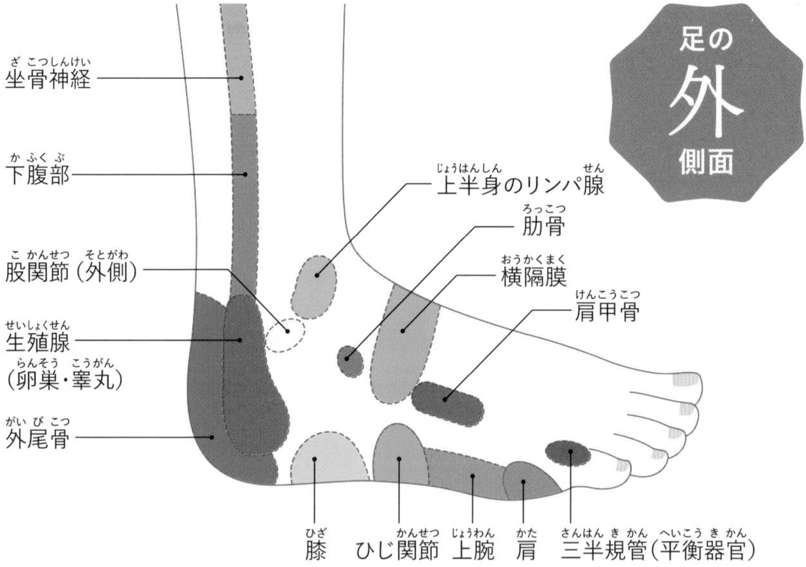
足の
外
側面
坐骨神経《ざこつしんけい》
下腹部《かふくぶ》
股関節《こかんせつ》(外側《そとがわ》)
生殖腺《せいしょくせん》
(卵巣《らんそう》・睾丸《こうがん》)
外尾骨《がいびこつ》
上半身《じょうはんしん》のリンパ腺《せん》
肋骨《ろっこつ》
横隔膜《おうかくまく》
肩甲骨《けんこうこつ》
膝《ひざ》
ひじ関節《かんせつ》
上腕《じょうわん》
肩《かた》
三半規管《さんはんきかん》(平衡器官《へいこうきかん》)

ゾーンセラピーは足裏だけでなく、足の内側面、外側面、足の甲、すねまでを含めて足として、足相の対象としています。足の甲や、足の両側面にも体調の変化が表れるのでチェックしてみましょう。このあとP48～84、P92～100、P104～111の各症状別のゾーンセラピーを行う際、このMAPを参考に、対応したゾーンを刺激しましょう。

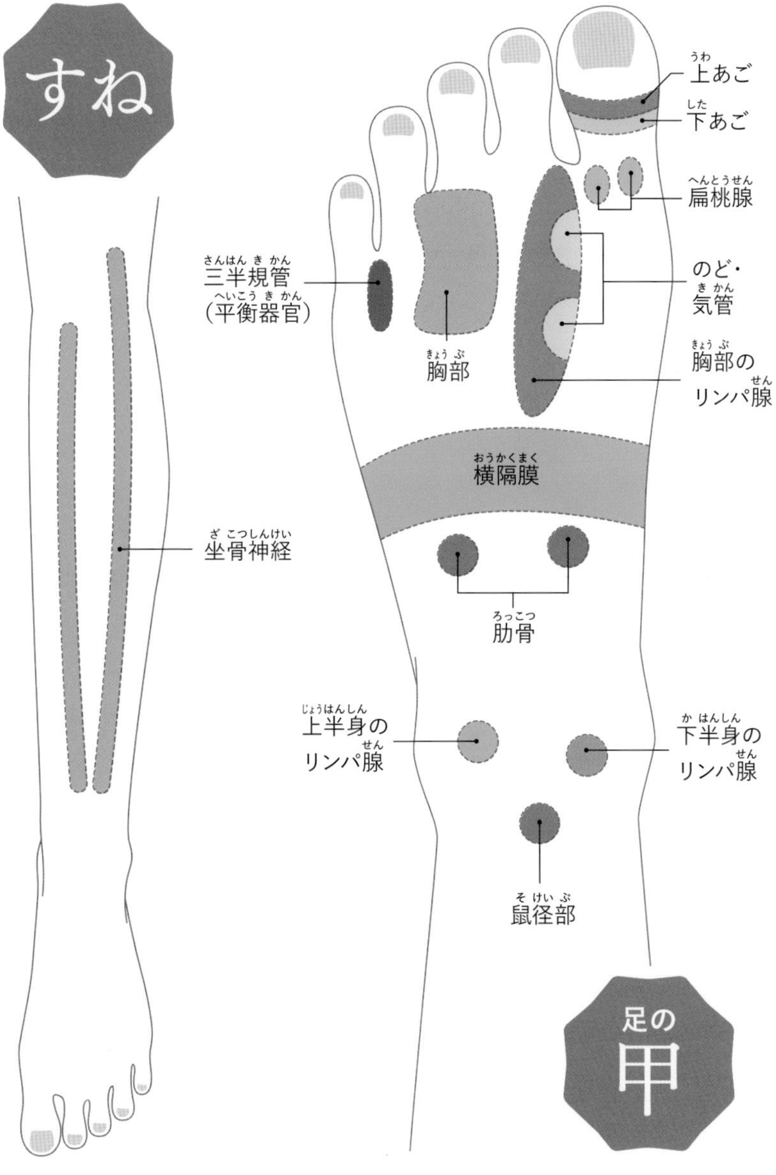

はじめに

東京・自由が丘の一軒家で「サロンアンピール」をはじめてから早30年が経ち、これまで30万人以上の方の足を診させていただきました。

その中には、足裏の様子が前回と違うことが気になり「検査を受けてみたらいかがでしょうか?」とおすすめして、大病が見つかった方もいらっしゃいました。

また、アトピー性皮膚炎やうつ症状、妊活など、西洋医学的な治療だけでは解決しないと悩む方が、人づてにサロンのことを聞いて訪れていただくこともあります。そしてお客様の足から今の体の状態を知り、足をケアすることで症状が軽くなっていった方も少なくありません。

すべてはお客様の足が私に教えてくれたことなのです。

不調のあるときに足を触ってみてください。足に力がないことに気づくと思います。

落ち込んでいるときに足を見てください。足裏が白く、冷たくなっていないでしょうか?

恋をしているとき、幸せなときの足はどうですか?足までふっくらとピンク色で幸せそう。

内臓や気持ちは目で見ることができませんが、足にはいいことも悪いことも心と体の状態がすべて表れています。ウソをつかない素直な足から今の状態を教えてもらい、心をこめてマッサージをして、これまで多くの方の心と体の健康を取り戻すお手伝いをさせていただきました。

この30年で世の中は大きく変わり、足裏にも不安な世の中を生きる私たちの心と体の声が表れています。足の表情は毎日変わっているのです。

私たちがそのお客様の変化を知ることができるのは、サロンに足を運んでくださる年に数回程度です。でも、自分自身でなら、毎日足の変化を観察することができます。そして、昨日と違うと感じたらそこをやさしくマッサージしてあげてください。

足はあなたのことを何でも知っています。

自分の手で足をやさしく包んでさすってあげるだけで、自分をいたわることになるのです。

本書があなたの心と体を健康に導き、足から自分を癒すことができると気づく、そんなきっかけになっていただけたら……、と願っています。

2021年7月　鈴木きよみ

Kiyomi Suzuki

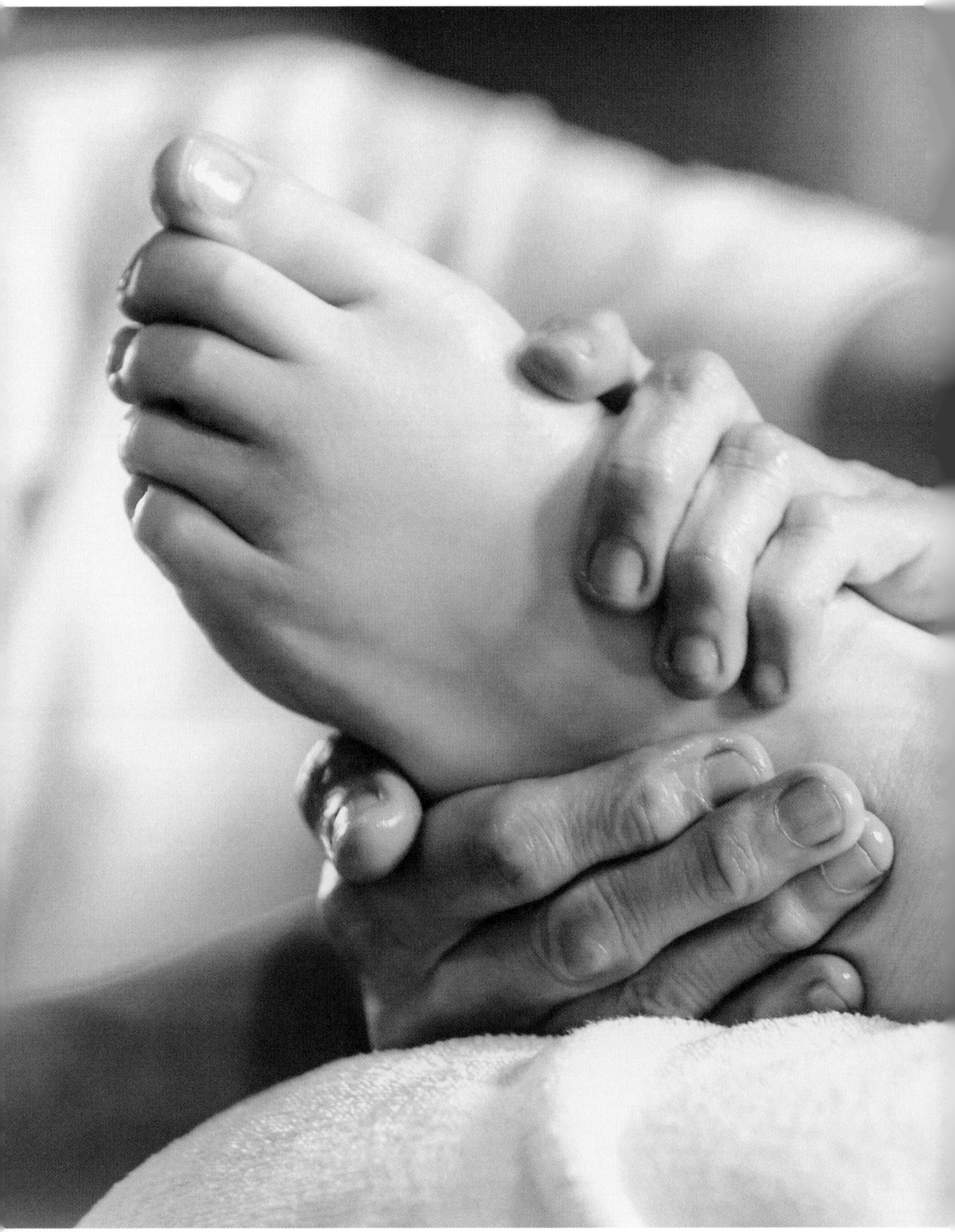

Contents

Contents

CHAPTER

1

足はすべてを教えてくれる

ゾーンセラピーから生まれた足相学って何？

足を見ればすべてがわかる——それが足相学。
それはどういうことなのでしょうか。
30年のサロンでの臨床経験から生まれた鈴木きよみ式の
ゾーンセラピーについてその理論を解説します。

30年の臨床経験から生まれた施術法
足裏から始まるゾーンセラピーとは？

30年前、私のセラピストとしてのスタートは、美容を目的としたエステトリートメントから始まりました。エステトリートメントも多くのお客様に喜んでいただいたのですが、その場で結果を出せてもその効果は長続きしません。根本から体質改善ができ、セルフケアできる方法はないか……。そう試行錯誤していたときに出会ったのが、独自の技術『ゾーンセラピー』の土台となっている東洋と西洋の2つの足裏療法です。

足裏療法というと、足のツボ押しをイメージする方も多いでしょう。東洋医学では体には「気（エネルギー）・血・水」の通り道である経絡《けいらく》が張り巡らされ、体の不調は、経絡上にあるツボに反応が出るといわれています。特に経絡のスタート地点である足裏には、体の反応が出やすいと考えられているのです。一方、西洋の足裏療法は、リフレクソロジー＝ゾーン療法として発展しました。体を縦のゾーンに分け、そのゾーンと関係の深い足裏を刺激することで不調を改善していくという考え方です。

この東西の足裏療法と30万人以上の臨床経験によって生まれたのが、本書で紹介する『ゾーンセラピー』です。これは足裏を押すだけでなく、足裏の形や色、肌の状態、足の指の向きなど、足裏全体を観察することから始めます。なぜなら、足裏には自分でも気づいていない心と体の不調や病気のサイン、行動習慣など、あらゆる情報が表れているから。足裏は私たちのすべてを知っているのです。そのため私たちの行うゾーンセラピーでは、足をとても大事なものととらえています。そのうえで「ゾーン療法」「リンパトリートメント」「経絡セラピー」「骨格バランス療法」「筋膜メソッド」「セルライトケア」の6つのセラピーを融合して全身にアプローチします。つまり、ゾーンセラピーは一人一人の体調に合わせて行うオーダーメイドのマッサージ法なのです。

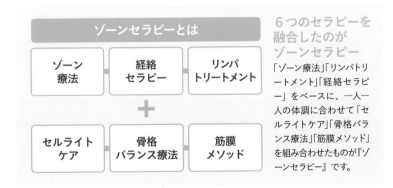

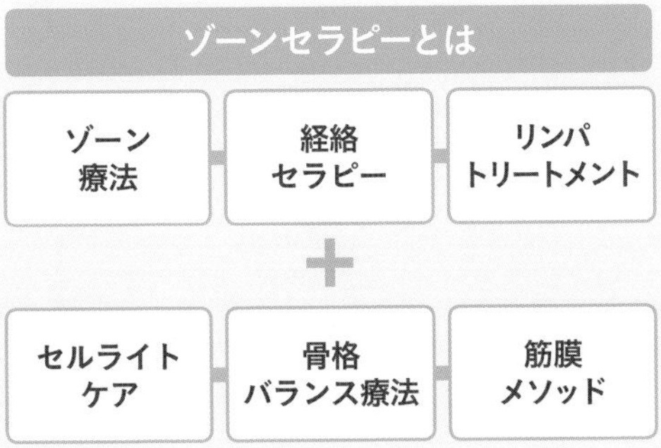

6つのセラピーを融合したのがゾーンセラピー

「ゾーン療法」「リンパトリートメント」「経絡セラピー」をベースに、一人一人の体調に合わせて「セルライトケア」「骨格バランス療法」「筋膜メソッド」を組み合わせたものが『ゾーンセラピー』です。

「昨日と違う？」は何か変化が起きている、足裏からのメッセージ

自分の足裏を観察したことはありますか？　ネイルをするときなどに足の爪を見ることはあっても、足裏をじっくり見たことがある人は少ないと思います。

今日からぜひ一日に1回、足裏を見てみてください。もし時間や余裕があれば、毎日の足裏をスマートフォンのカメラで撮影して記録をとってみると面白いと思います。色や線、質感など、足に表れるサインが「足相」です。毎日見て、触ると、自分の足裏の変化を感じられるでしょう。ストレスが続いたとき、便秘のとき、疲労がたまっているときは、不調のない日の足裏と比べると、顔にも元気がなくなるように、足裏も元気がありません。運勢を観る手相は3か月で変わるといわれていますが、体調や心の状態が表れる「足相」はもっと速いスピードで変わります。刻々と変わるからこそ、足を常に見ておくことが大切です。

毎日足裏を見始めると、「昨日と足裏が違う？」と気づくことがあるでしょう。

それは心や体に何か変化が起きているという足裏からのメッセージなのです。

そんなとき、「無理をしていない？」「休養をとったほうがいいのでは？」「ストレスはかかっていない？」「ホルモンのバランスは大丈夫？」と、自分に問いかけてみてください。忙しいときは自分に無理がかかっていることにさえ気づかずにがむしゃらに前に進んでしまいます。でも足裏が「疲れているよ」と教えてくれたなら、心と体を休めながら、足裏の変化のあった場所をやさしくマッサージ。はじめは「痛い」と思うかもしれませんが、触っていくうちに「気持ちがいい」に変わってくるでしょう。もし、いくら触っても痛みが消えず、体にもずっと続く不調があるようなら、健康診断を受けてみることをおすすめします。大病でなくても数値に変化があるかもしれません。私たちはどこかが痛くなったり、調子が悪くならないと不調や病気に気づけません。でも痛みや不調を感じる前でも、足を見れば不調の予兆を知ることができます。足裏の変化をきっかけに、食事や運動に気をつければ将来の病気の予防になるのです。「足相」でその変化を確認して、足を毎日触ってあげることは、お金をかけずに自分自身でできる唯一無二の予防法です。ぜひ、足を刺激するだけのシンプルな健康法を習慣にしてください。

古来から大事にされていた「足裏」
今こそ足に感謝し、いたわって

これまで、健康な方や、心や体に不調を抱えていらっしゃる方、大病を抱えていらっしゃる方など、じつにさまざまな方の足を触らせていただきました。気づけばその数は30万人以上。でも顔と同じように、一人として同じ足の方はいません。

また1か月に1度、定期的にセラピーをさせていただく方でも、毎月同じ足ではないのです。ストレスがたまっていると親指が大きく腫れていたり、ホルモンのバランスが崩れていればかかとがカサカサして角質がたまっています。「何か考えごとをされていらっしゃいますか？」「胃腸の調子は大丈夫ですか？」と気づいたことをお伺いすると、「きよみ先生、何でそんなことがわかるんですか？」とみなさん驚かれます。しかし、それはすべてみなさんの足裏が私に教えてくれていること。

誰でも自分の足裏を見れば、今の心と体の状態を知ることができます。足裏はとても不思議な場所なのです。

昔から世界各地で「足裏には何かある」と信じられてきました。インドでは、足裏に内臓を表すような絵が描かれた絵文字が残り、ヨーロッパでは子どもの健やかな成長のために足裏マッサージを行っている国が少なくありません。東洋医学が発端の足ツボマッサージや西洋医学が発端のリフレクソロジーなど、世界各地に足裏を刺激して全身の体調を整える民間療法が残っています。昔の人たちは、人間の体にとって足が大事だということがわかっていたのかもしれません。

足は私たちの重い体を支える、まさに縁の下の力持ち的な存在です。例えば、ゆっくり歩くとき、一歩踏み出すごとに足には体重の2割増しの重さがかかるといわれています。何気なく歩いているようでも、毎日毎日足には動いたぶんだけの重さがかかっているのです。ですから、人それぞれの歩き方や骨格のゆがみ、生活習慣はすべてそれを支えてくれている足に表れます。その上、足裏にある内臓と関係の深いゾーンには、目に見えない内臓の不調さえも表れるのです。

こんなに負担をかけている足裏を一日に一度、見て触って、いたわってあげましょう。人生一〇〇年時代と言われる今、足に感謝をするようにゾーンセラピーを行うことで、健康で充実した人生を送ることができるはずです。

自分の足と比べてみよう！

足相診断症例集

足を見ればどんな不調や悩みが隠されているかがわかります。
実際の足裏の症例と自分の足を比べてみましょう。
同じ特徴があれば似たような不調のサインかもしれません。

症例1／免疫力が低い人の足

全体的に足の血色が悪く、足裏や足の甲に凸凹がなく、つるっとした印象を受ける足は、体力が落ち、免疫力が低い状態です。または体質的に元気がない人の場合も。

中指と薬指の間にすき間があるのは睡眠不足の状態を表し、親指の付け根にしわがあるのは頭痛持ちの方の特徴です。足の甲は骨が見えないほどむくんでいます。

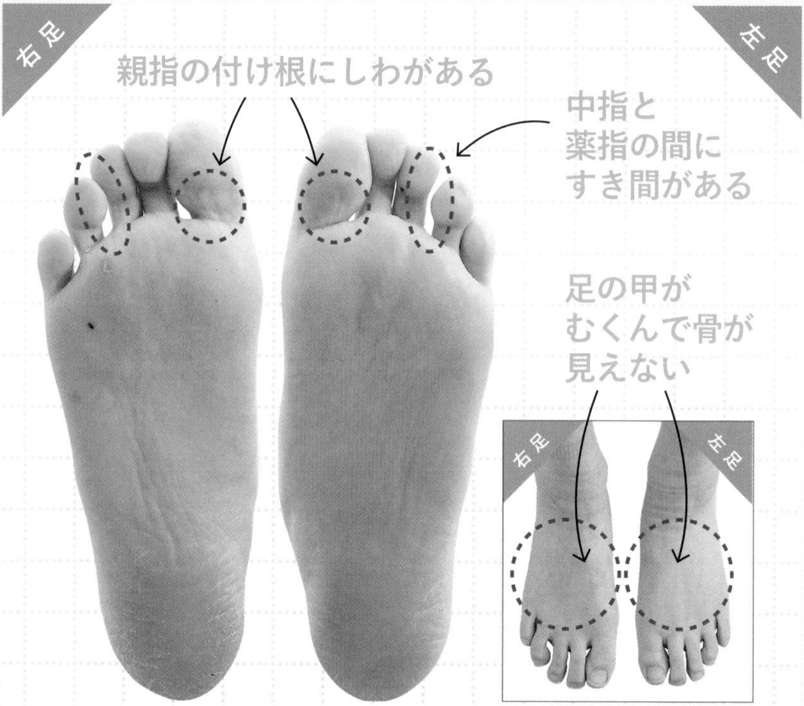

あてはまる人は P.48 へ

症例2／ストレス過多の人の足

親指の内側「脳幹」のゾーンにしわがあるのは、神経を使いすぎてストレスを感じているサインです。この方は足の土踏まずのアーチが大きいので行動的な人ですが、親指の内側のしわ、指先のしわ、また足の指先に力が入っていることからも、行動的な反面、そのことによって、かなりストレスがかかっていることがわかります。

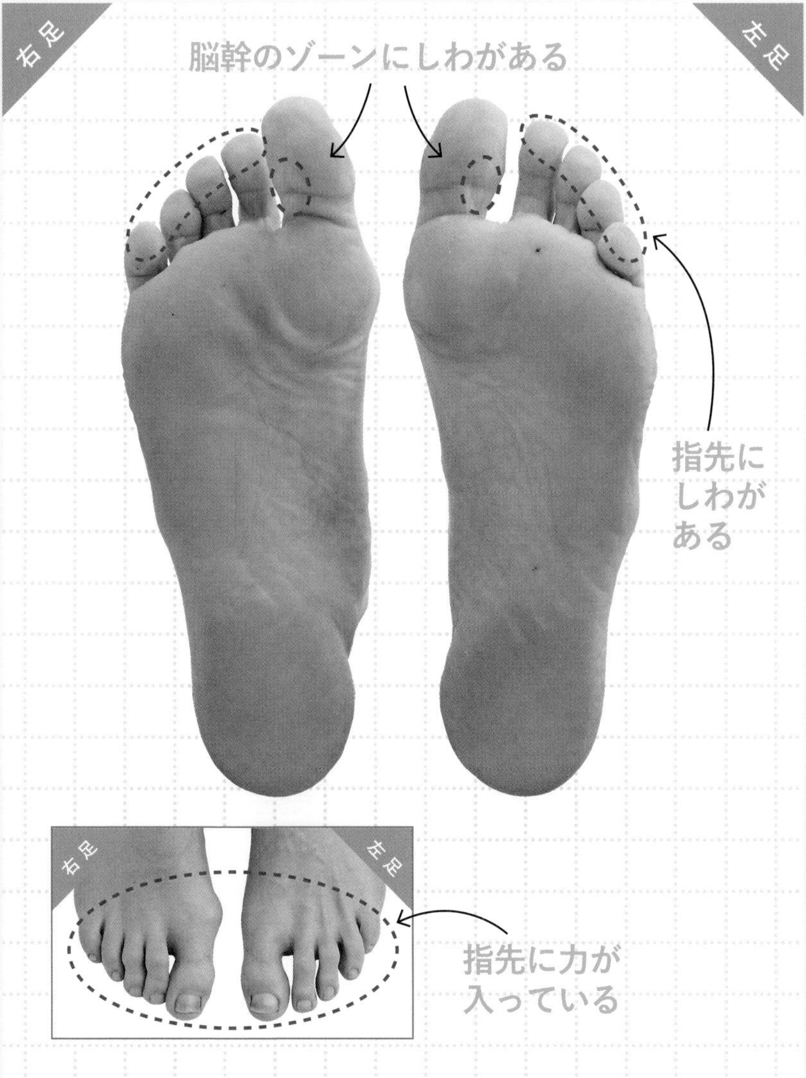

あてはまる人はP.80、82へ

症例3／太りやすい人の足

足の形をパッと見たときに、全体的に四角い形で、かかとの皮膚が厚い足は太りやすい傾向にあります。また土踏まずのアーチの部分にある消化器のゾーンの色が悪く、白っぽいのは食べすぎているサイン。足を毎日マッサージすることで消化器の調子がよくなり、代謝が上がってくると足の形や色も変わってきます。

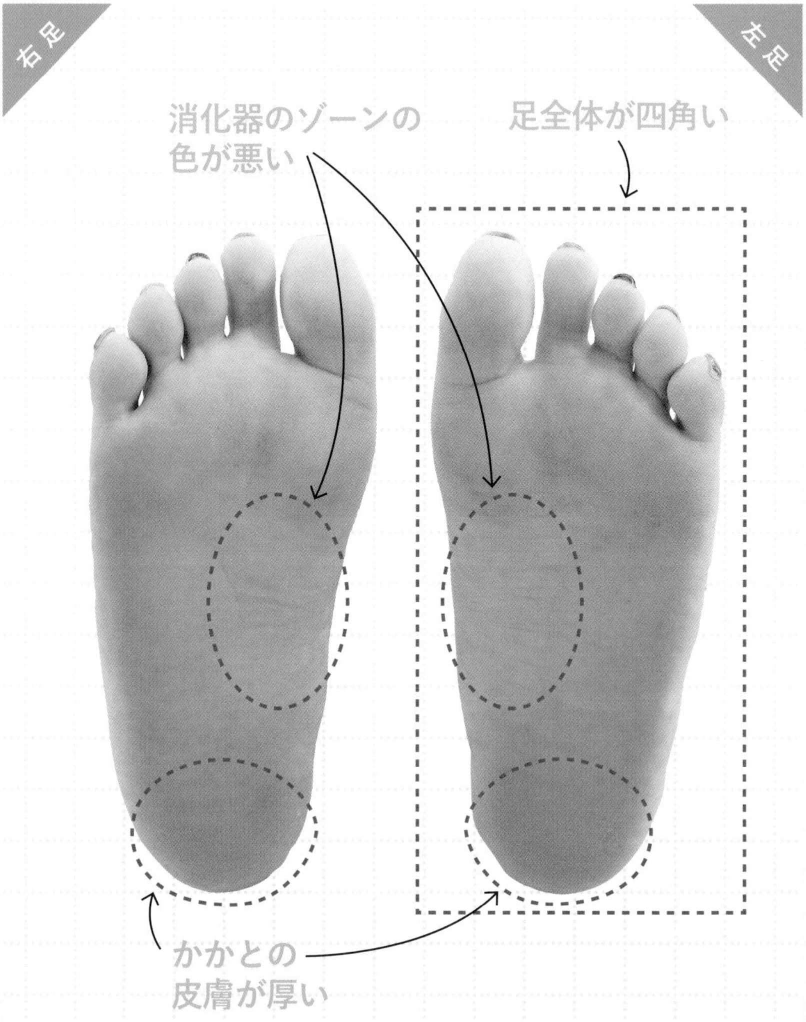

あてはまる人は P.106 へ

症例4／片頭痛の人の足

親指の付け根にくっきりとした横じわがあるのは、首こりからくる頭痛がある足。また、左右で大きく親指の大きさが違い、親指が内側に曲がり、反り上がっているのは、頭を使うことが多く、片頭痛を起こしやすいことを表しています。気圧の変化でも頭痛を感じやすいので、毎日、親指をはじめ、指全体をもむ習慣を！

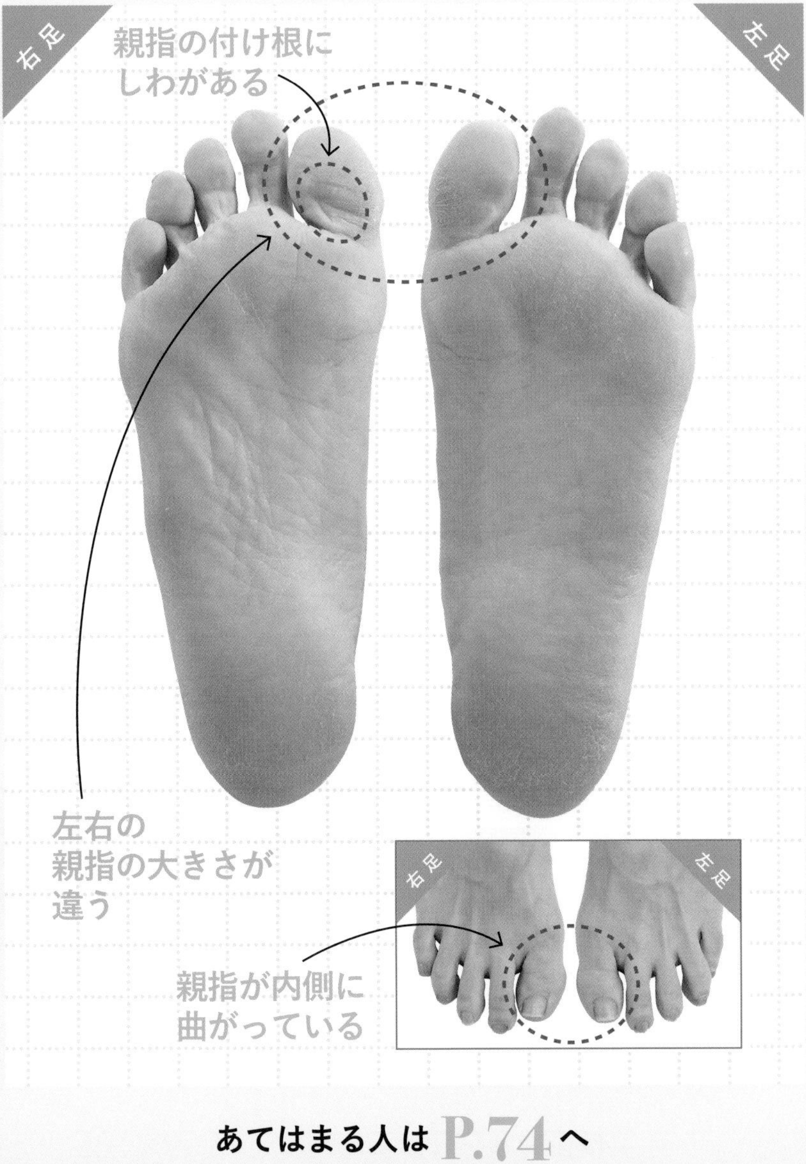

あてはまる人はP.74へ

症例5／

ホルモンバランスの崩れ＋アレルギー体質の人の足

親指の中央「視床下部（下垂体）」のゾーンにしわがあり、かかとの色がまだらになっている状態はホルモンバランスが崩れ、更年期症状が表れている足。また、足の甲の肌が荒れているのはアレルギー体質であることを表しています。足裏の中央にある1本のはっきりした線は頑固な性格の人に表れる特徴です。

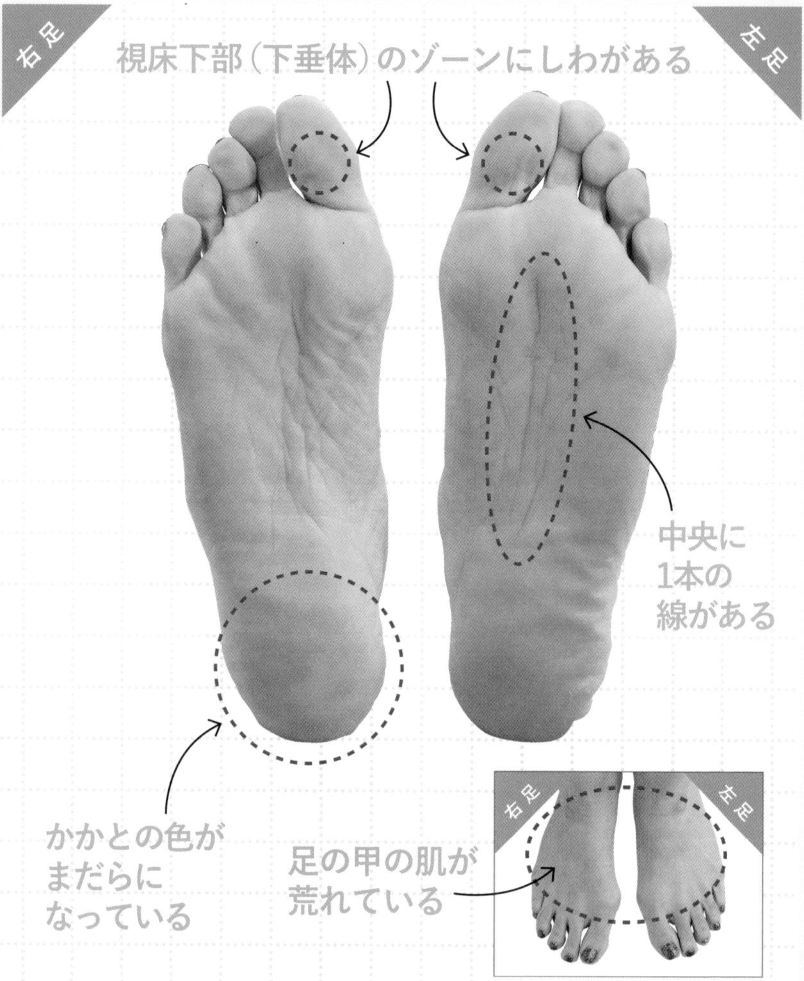

あてはまる人はP.70、P.78へ

CHAPTER

2

自分の足を見てみよう！

実践！
足裏健康診断

さあ、さっそく自分の足裏を観察してみましょう。
足裏には目に見えない、内臓の調子や心の状態が
表れています。自分の足裏と家族の足裏を比べながら、
ぜひ、足裏健康診断を習慣にしてください。

みよう

床に足の甲を置いて足裏をのぞきこんだり、鏡に足裏を映してチェック。下記の項目にあてはまったら不調のサインかもしれません。

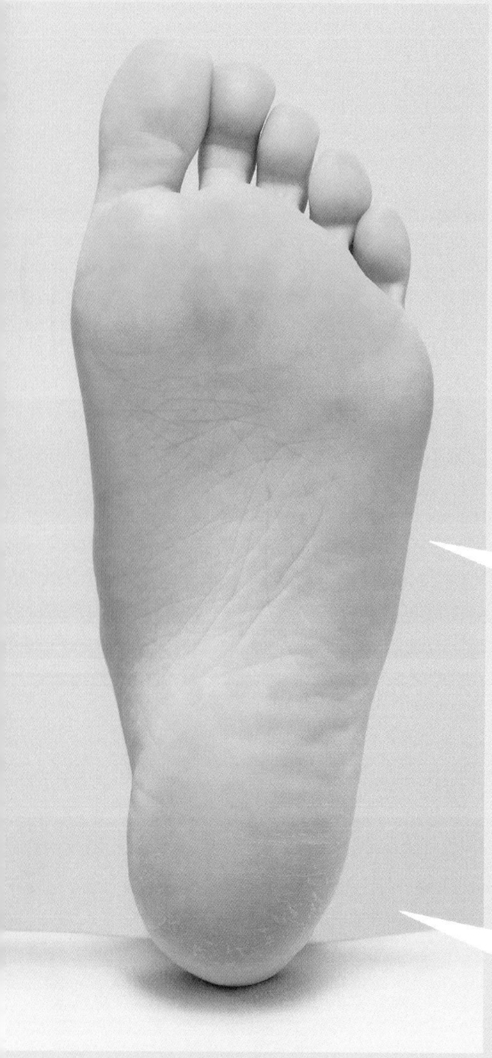

形

- ☑ 親指が目立って太い
- ☑ 親指と人さし指の間が離れている
- ☑ 左右の指の形や傾きが異なっている
- ☑ 指がまっすぐに伸びておらず、傾いていたり、バラバラになっている
- ☑ 足全体に比べて指が細い
- ☑ 左右の足の大きさや形が違う
- ☑ かかとが細いまたは太く厚い

色

- ☑ 色が白すぎるまたは赤黒い
- ☑ かかとが目立って赤い

おまけCheck!

☑ **部屋干しをしたようなにおいがする**
（不調があると入浴後でもにおいが残っています）

Check!

足裏をじっくり見て

角質

- 一部分に角質が極端についている
- かかとが角質で盛り上がっている
- 足の内側面、外側面に角質がある

触感

- 足を触ると硬くて弾力がない
- 足を触るとふにゃふにゃとやわらかい

しわ

- ひと目見て、左右のしわの多さが違う
- 全体的にしわが多い

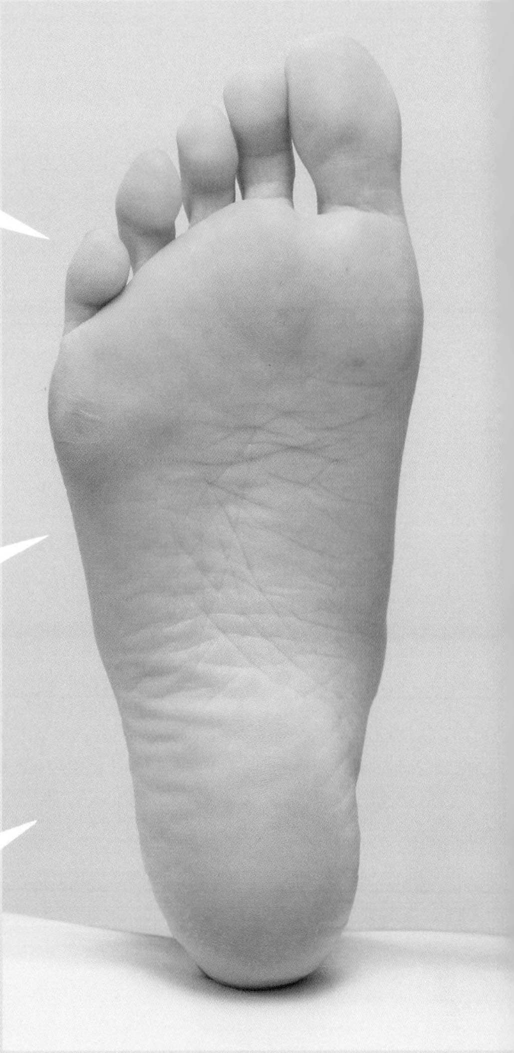

気になる項目を
P.28～でもっと詳しく見てみよう！

足相は占いではありません。日々変わるので頻繁にチェックを！

「足相」と聞くと「手相」と同じで、恋愛運や仕事運などの運勢を占うものだと、思う方も多いでしょう。でも「足相」は占いではありません。足には性格的な傾向や現在の体と心の状態は表れますが、未来の運勢がわかるものではないのです。

前述したように、東洋医学的なエネルギーラインである経絡の12本のうち6本が足から始まっています。また足裏には内臓と対応しているゾーンがあります。そのため、エネルギーの過不足による内臓の不調が起こると、対応する足のゾーンに変化が表れるのです。また、重力の関係で体の一番下にある足は、血液の滞りや老廃物の結晶が表れやすい場所でもあります。つまり体の不調や健康状態は、足を見れば一目瞭然。心も体も健康なときの足はピンク色で張りがあります。逆に、不調のときは足に角質がたまっていたり、しわが増えたり、色が悪かったりなどのサインが表れるのです。

内臓を直接触ることはできませんが、内臓と関係の深い足裏のゾーンを刺激することはとても簡単です。実際に足を見て、触ってみましょう。ある場所だけ色が白っぽくないでしょうか？　触ってみると「なぜここが痛いの？」と驚くかもしれません。足を観察するとこんな小さな部分に今のあなたの状態が表れていることを実感できます。

手相は3か月で変わるといわれていますが、「足相」は日々変化するもの。毎日の生活習慣で内臓に負担がかかっていたり、ストレスを受けていたりすれば、それが足裏の硬さや色の悪さとなって、私たちにその状態を教えてくれます。刻々と変わる足を毎日観察する習慣を持てば、病気やストレスを未然に予防することができる。「足相」は自分でできる最も簡単な「予防医学」なのです。

足相チェック法

When?［いつ］

時間はいつでも構いません。毎日見て、その変化に気づくことが大事。特に習慣にしやすい朝起きてすぐや、バスタイムなど、いつも同じ時間にチェックするのがおすすめです。

Where?［どこで］

お風呂の中で、ベッドの上で、テレビを見ながら、靴下を脱いで足を確認できる場所ならどこでも。鏡で左右の足裏を並べ、見比べてチェックしてもよいでしょう。

How?［どうやって］

足首を反対の脚の太ももにのせて足裏を見る、またはあぐらをかき、足の甲を床に置いて、見てみましょう。鏡に足裏を映して確認したり、写真を撮影してもOK。

不調のサインが足に表れていたら？

P.28から紹介する不調のサインが足裏に表れていたら、まずはそこをやさしくさするなどしてケアを。同時に疲れが抜けない、眠れない、だるいなど不健康な状態が続くようなら、専門の医師に相談しましょう。

色

Check!

足裏と甲の色

最もよく変化する足の色は、足相の基本。足を触っているうちに血行がよくなり、すぐに色が変わってしまうので、足を触らずに確認をして、色を見極めましょう。

足の色の見方

❶ 足の甲に手を添えて、足裏を真正面から見ます。

※できるだけ足裏に触れないようにしましょう。

❷ 足の甲を見るときは、足裏を床につけて真上から見ます。

余裕があれば……

毎日足裏の写真を撮って色の変化を記録しましょう。

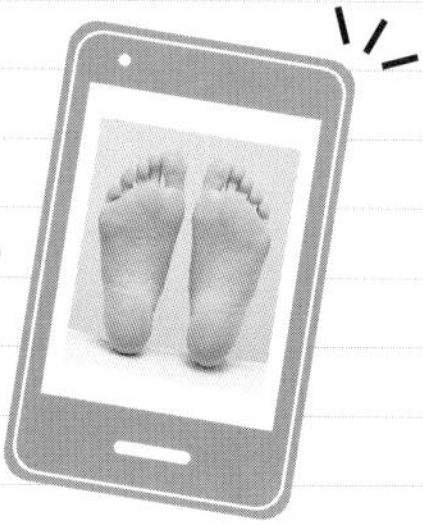

※家族に撮ってもらったり、スマートフォンのカメラのタイマー機能を使って撮りましょう。

足色の種類

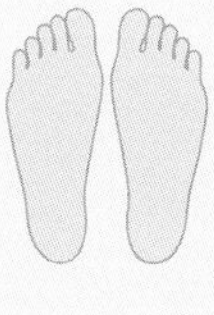

理想的な

ピンク色

心身ともに健康な状態を表しているのがピンク色。土踏まずは靴や床にあたっていないので、足の指やかかとに比べて少し白くなっています。内臓機能も活発に働いていて、ホルモンバランスも整っている状態。この足色を目指して、マッサージを行いましょう。

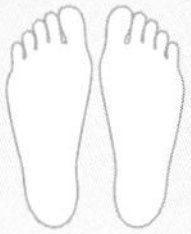

少し気力が落ちている
白 色

心身のエネルギーが不足していると足が白っぽくなります。風邪をひいている、またはひきそうな状態です。精神的にもネガティブ思考になり、やる気がダウン。いつもより足が白いと感じたら疲労が残っているので、まずはゆっくりと休養を。

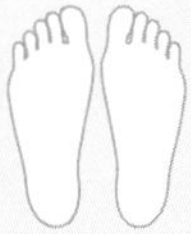

ストレスの可能性大
黄 色

黄色っぽい足は、ストレスが強くかかっていたり、緊張状態が続いていたりすることを表しています。また消化器系や肝臓の調子も低下している可能性が。精神的にも迷いが多く、たびたびため息をつくなど気分もうつ傾向にあります。

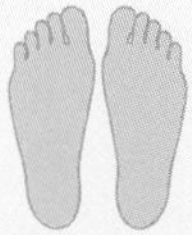

エネルギーが過剰な状態
赤い色

赤い足は交感神経が優位に働き、心身のエネルギーが過剰気味。イライラや怒りの感情をため込んでいるかもしれません。また、特に糖質、脂質をとりすぎている場合は足の中間部が赤く、発熱しているときは上部が赤くなります。

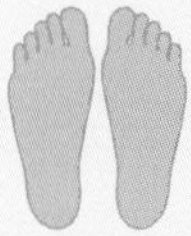

血液の循環が悪い
紫 色（赤っぽいアザの色）

赤い色よりもさらにエネルギー過剰で体が何かと闘っているような状態。血液の循環が悪く、未病が隠れている可能性があります。疲れや不眠を甘く見ずに、だるさが続くようなら、ぜひ体の気になる症状を専門医に相談をしましょう。

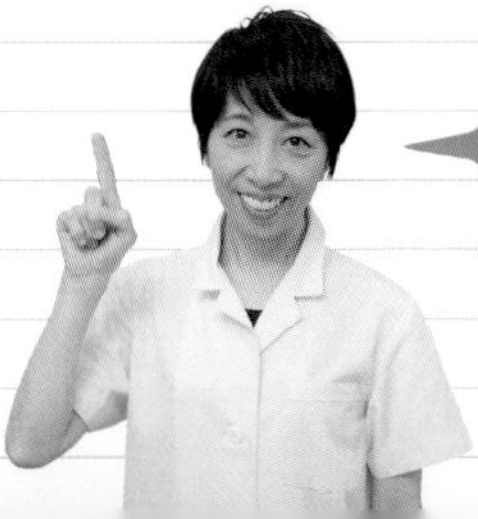

COMMENT by Kiyomi

足がさまざまな色でまだらになっている場合は、内臓の不調や心身ともにストレスが強くかかっている可能性があります。そんなときは、体を温め、足裏を刺激して汗を出しましょう。

触

足の触り方

❶ 足裏全体を両手で包み、皮膚の弾力や硬さを確認します。

※足裏の位置によって温度が違うかどうかも確認しましょう。

❷ 足の湿り気感も確認しましょう。

足裏を3分割して確認

足裏を触ると、足指のある上部、土踏まずのある中間部、かかとのある下部では温度が違います。

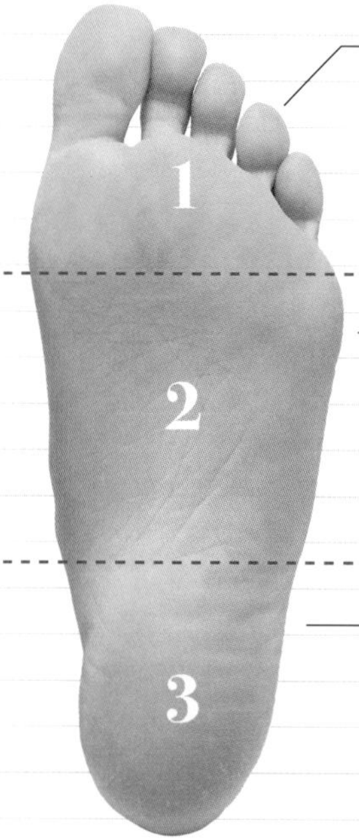

足指が冷たい場合

足指が冷たい場合は、脳が疲れている状態。無意識のうちに緊張しているのかもしれません。また、自律神経が乱れている場合も、足指が冷たくなります。

足裏の中央が冷たい場合

消化器系のゾーンが集まる、土踏まずのある足の中間部。食べすぎ、飲みすぎなどで、胃や十二指腸が疲れていると、ここが冷たくなります。また腸の調子が悪い場合も。

かかとが冷たい場合

「生殖腺」のゾーンがあるかかとを含む足の下部が冷えていると、ホルモンバランスの崩れや生殖腺にまつわるトラブルの可能性が。角質が多い場合も冷えが原因。

Check!

足の温かさと湿り気

足裏を両手で包み、皮膚の弾力や、かたさを確認します。
また、そのときの足の温かさや湿った感じもチェック。
毎日触ることで、温感や湿感が変わることに気づけます。

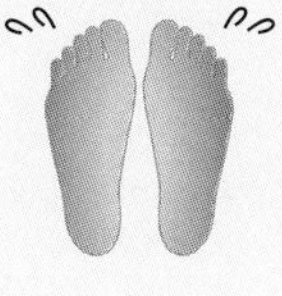

エネルギーが過剰な状態
熱い足

心身のエネルギーがあり余って熱がこもった状態です。アクティブな人に多いのですが、ストレスがたまって解消できていなかったり、極度の冷えで指先がほてっている場合も考えられます。足のマッサージを念入りにして熱を外に出してあげましょう。

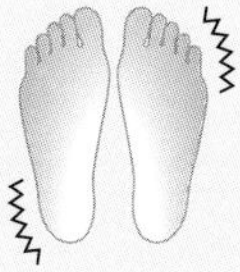

エネルギー不足の表れ
冷たい足

体中の血流が滞り気力が不足しています。貧血の場合もあるかもしれません。精神的に病気を抱えている人やうつ傾向にある人も足が冷たくなります。やる気が出ない、心がつらい、と感じていたら、足を触って温めると気持ちがラクになります。

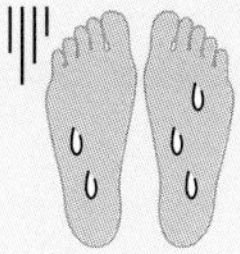

ネガティブ思考の人に多い
湿った足

精神的に不安定で、ネガティブ思考に陥っているときは足が湿っています。普段なら気にならないような問題も大きな問題にとらえて、自分自身でストレスを作ってしまっているのかもしれません。心のリラックスを心がけると足が変わってきます。

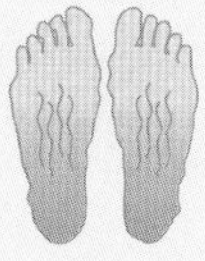

腎が弱っている可能性が
張りがない足

触ったときに弾力がなく、ふにゃっと力がない足は、東洋医学でエネルギーを司ると言われる「腎」の働きが弱っています。水分の代謝も落ちているので、クリームやオイルなどを塗りながら、足全体をマッサージすると、内臓の調子も上がります。

形の見方

1. 両足を鏡に映したり、写真を撮って見ます。
2. 体に対して足が大きいか小さいかをチェック。
3. 足先の幅と足裏の幅を確認。

形

足全体の形

心が落ちついていて、包容力のある人
四角い形の足

足裏から足の形を見たときに、足の上と下、足指の根元とかかとの大きさがあまり変わらず四角形に見える足です。体は比較的ガッチリしていて、安定感のある性格で包容力があります。生涯にわたって働き続ける人です。

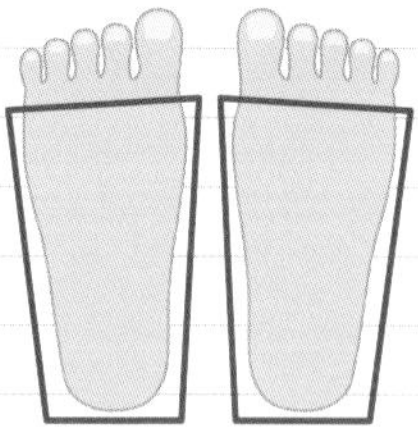

頭脳明晰な天才タイプ
三角形の足

足裏から見たときに、かかとが細く、足先が広い三角形のタイプは、頭の回転がよい人です。上部の幅が広く目立つ人は、頭脳を使って何かを生み出したり発信したりすることに長けた、天才肌といえます。

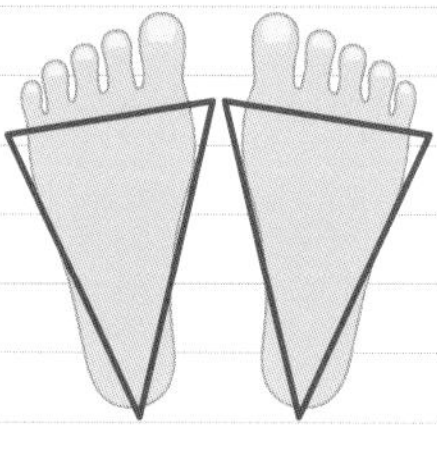

Check!

鏡に映して両足で確認

足の形や大きさは生命力を表します。大きい足の人はアクティブで気持ちがブレにくい人。小さい足の人は環境によって心身に変化が起きやすい傾向にあります。

指先の形

ロマンチストな人

エジプト型

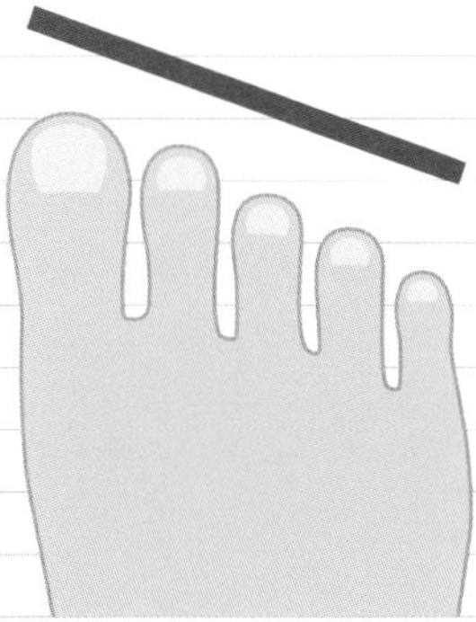

親指が一番長く、小指に向かって少しずつ指が短くなり、指先に線を引くと斜めになります。集中力に欠ける、外反母趾になりやすいという特徴も。ロマンチストな人が多いようです。

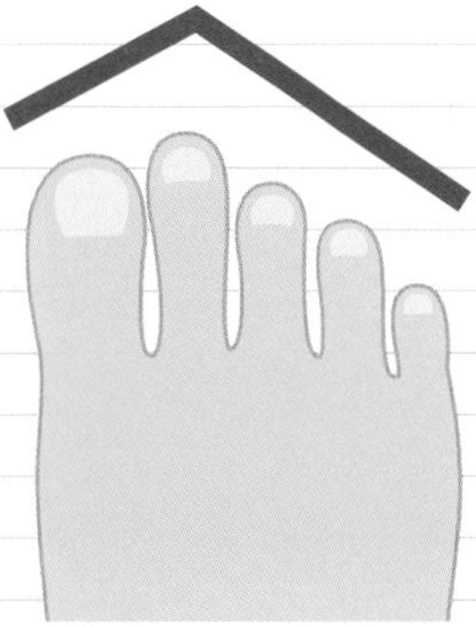

豊かな想像力と多彩な才能の持ち主

ギリシャ型

どの指よりも人さし指が長いタイプ。豊かな想像力と多彩な才能の持ち主でリーダーシップを発揮する人が多いのが特徴。一方で自己主張が強く、男性だと亭主関白になる人も。指が長いのでハンマートゥになりやすい傾向に。

素直でシャイだけど粘り強い

スクエア型

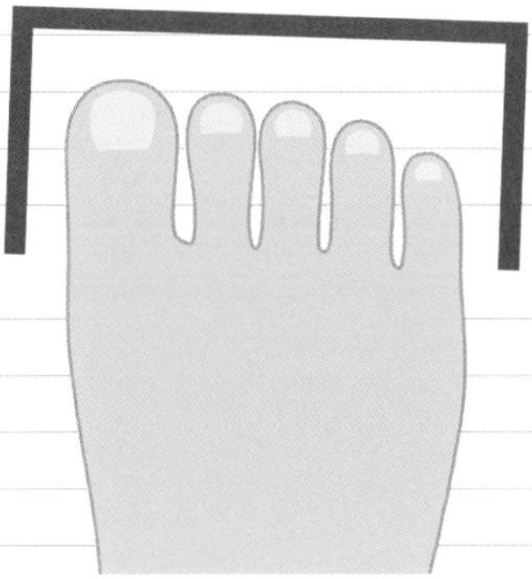

親指から中指までがほぼ同じ長さの四角い見た目の足の持ち主は、素直でシャイな性格ですが、粘り強さも持ち合わせています。足指全体が靴の中で横から圧迫されやすいので魚の目ができやすい傾向があります。

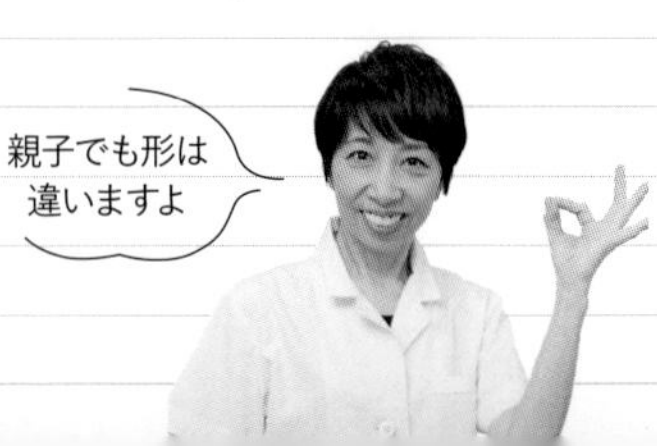

しわ

しわの見方

**① 手でぎゅっとつかんで
しわが出ないように、
手でやさしく
包み込むようにして観察します。**

**② 靴を脱いですぐの場合は、
足裏を手で
伸ばしてから観察を。**

しわの種類

深くて短いしわ

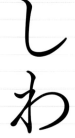

1cm前後の深くて短いしわは、しわのあるゾーンに対応する臓器・器官へ強くストレスがかかっている状態。数日してもしわが消えないときは、ストレスが続いていることを表しています。

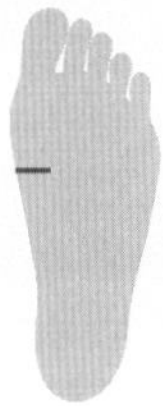

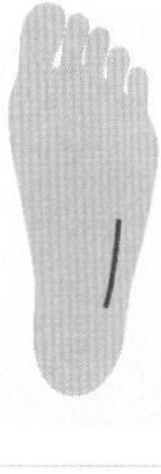

深くて長いしわ

深くて長く、くっきりしたしわは、対応する臓器や器官に慢性的なトラブルを抱えている状態。不定愁訴や心身に不調を感じているときにできるしわです。気になる不調は足裏からケアを。

浅くて長いしわ

靴などの行動習慣でできたしわでない2～5cmの細い線状のしわは、生活習慣が乱れているサイン。対応する臓器や器官に負担がかかっています。しわを見つけたら生活習慣の見直しを。

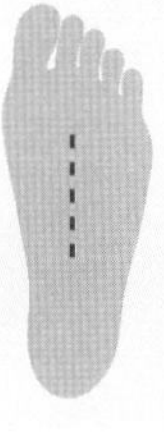

Check!

**心身の状態が
表れる**

子どもでも体調が悪いと足裏に細かいしわがありますし、ご年配の方でもしわのないツルツルな足もあります。足裏のしわは年齢に関係なく心身の状態を表しています。

背筋線

足の内側面にある細かいちりめん状のしわ。腰が悪い人に多く見られる足相です。

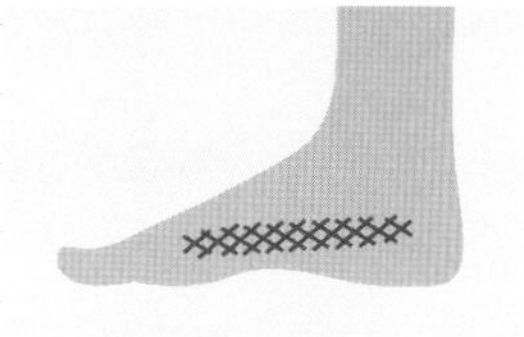

ちりめんじわ

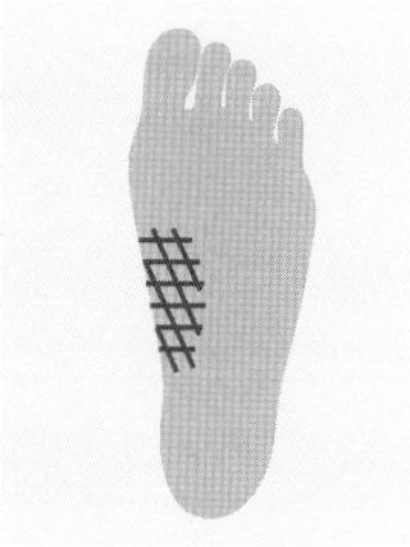

ちりめんのように、小さなしわがバラバラと散らばっています。体質的に弱い部分や慢性的な持病がある場合に、対応するゾーンに表れ、もって生まれた先天的な気質を表します。

リーダー線

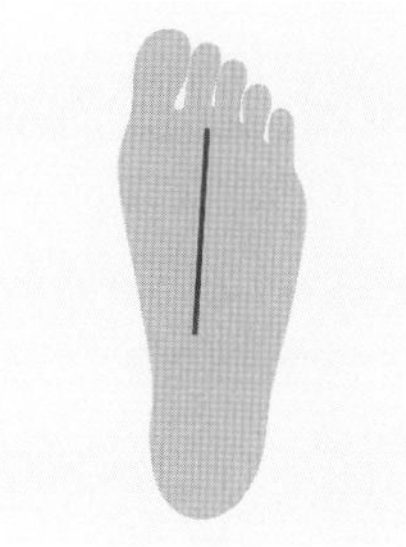

足裏の真ん中をタテに一本通っている線です。人の上に立ってリーダーシップをとるのに向いている足相です。足裏にこの線があると、ほかには目立つ線がない人がほとんどです。

片頭痛線

片頭痛持ちの人は、親指の「前頭洞」のゾーンに、タテまたは横の浅いしわがあります。

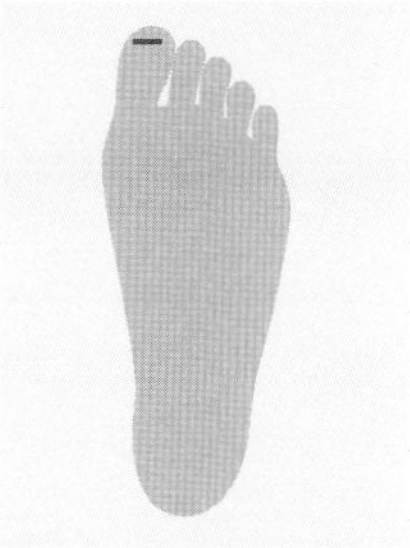

副腎疲労線

中指の延長線上にある「副腎」のゾーンにあるちりめん状のしわ。体に湿疹が出るほど疲れているとき、自分を心身ともに追い込んでいるときに表れます。

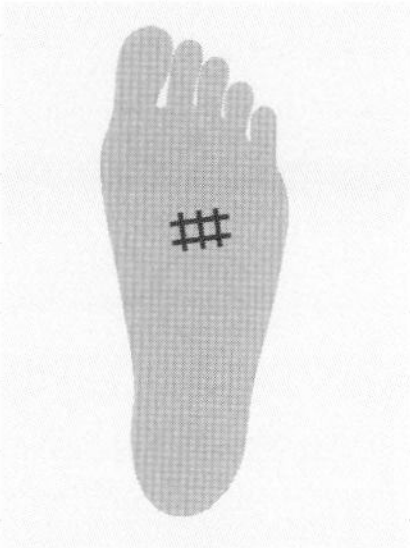

悲しみ線

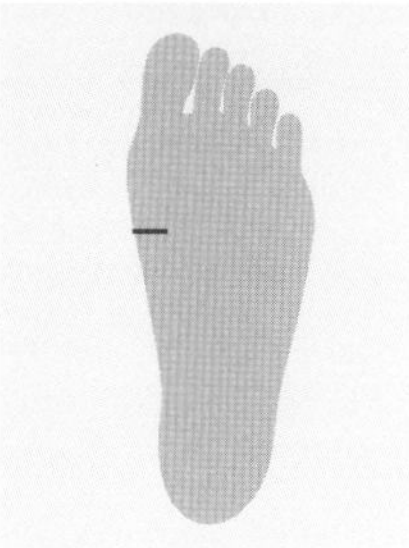

母指球にある「甲状腺」のゾーンの下に横に入る深く短い線。体に影響を及ぼすほどの深い悲しみを抱いた経験のある方に多い足相です。

下痢線

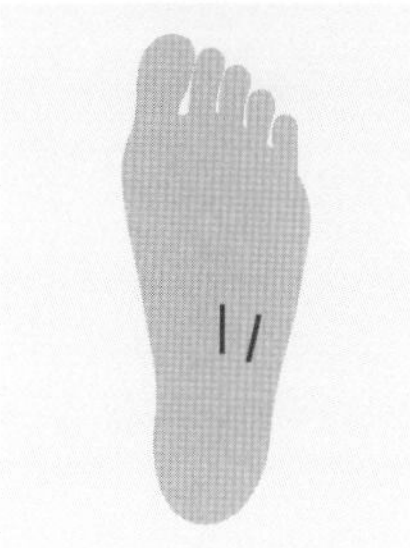

土踏まずにある「大腸」「小腸」のゾーンにあるタテ線は、下痢と便秘をくり返すときに表れる線。ここ最近の腸の不調もここに表れます。

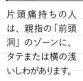

足の指の形や指の方向で本質的な性格が見えてくる

足の指でわかる性格診断

小指は靴の影響を受け、本来の形が変わっている場合が多いので、小指以外の指の形でチェック。『ゾーンセラピー』では、30年以上の臨床経験から特に親指に性格やその人の生き方や、性質が表れると考え、指ごとに形が違う場合には親指の形を重視します。

ベースの性格を表す 足の指の形

足の指の形には基本的な性格が表れています。それぞれの指の形が違う場合は、足の親指の形をチェック。生活環境が変わると指の形も変わり、不思議と性格も変わります。

タイプ 1 四角い足の指

しっかりと周りを引っ張る隊長タイプ

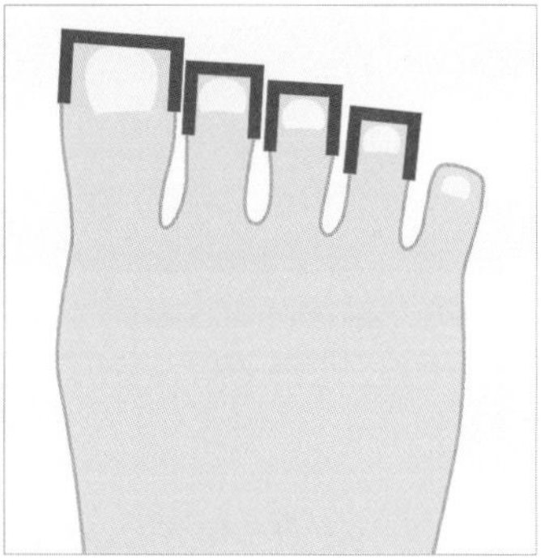

特徴的な性格

- 几帳面でしっかりしている
- 論理的に物事を考える傾向
- 自分の意志をしっかりもっている
- リーダーシップをとれる
- 研究心・探求心がある
- 柔軟性に欠ける一面もある

タイプ2　丸い足の指

争いを嫌う保守的なタイプ

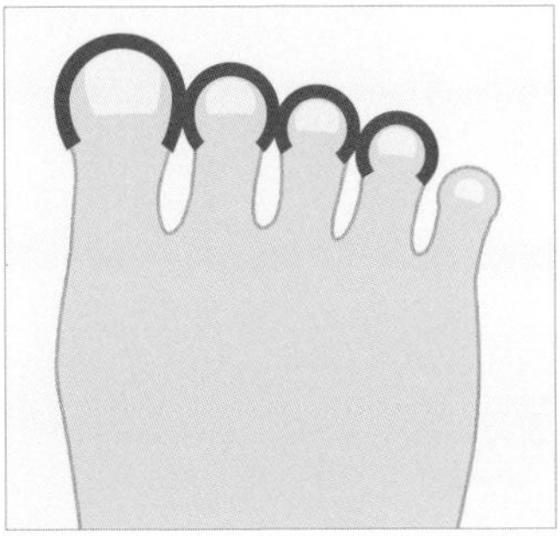

特徴的な性格

- ムードメーカー
- 穏やかでおっとりしている
- マイペース
- 平和主義で争いごとは極力避ける
- 想像力豊かで、感受性が鋭い
- 協調性が高い

タイプ3　三角の足の指

変化を好む活発なタイプ

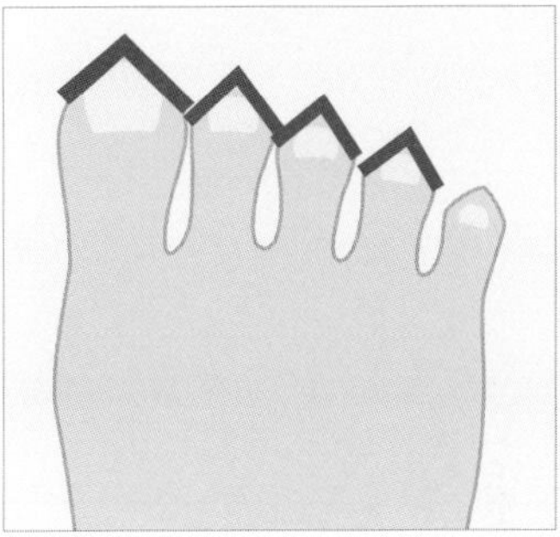

特徴的な性格

- 話し上手で社交的
- 理屈っぽい
- 一見クールで、知性的に見える
- フットワークが軽く、行動力がある
- 思ったことをすぐに口に出して人を傷つけることがある
- おしゃべりで、うるさい人と思われることも

タイプ4　楕円の足の指

周りを立てる空気を読むタイプ

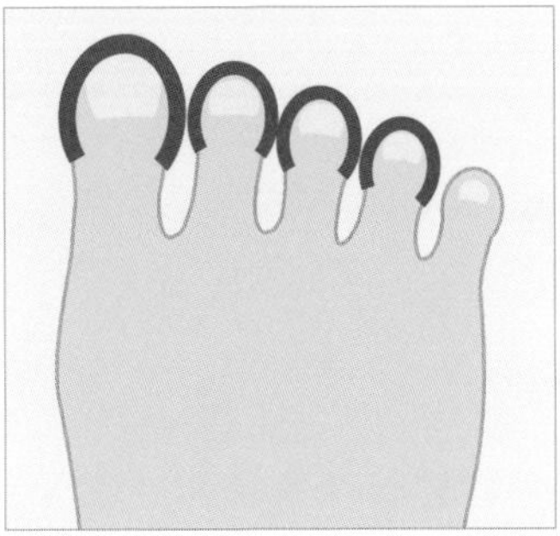

特徴的な性格

- 地味で控えめ
- 自己主張をあまりしない、縁の下の力持ち
- 目立つタイプではなく、調和をとるのが上手い
- 洞察力があり、他人の気持ちがわかる
- ノーと言えず、流されやすい
- 非常事態でも冷静でいられる

今の心の状態がわかる

足の指の方向

足の指の方向を見ると、もともとの性質に加え今の気持ちや関心がどこに向かっているのかがわかります。足の指は靴の影響を受けやすいので、少し足先をほぐしてから観察しましょう。

タイプ1　5本の指が足の中心に向かっている

主な性格と心の状態

- 何かひとつに集中している
- 目標に向かって突き進んでいる
- ガンコになっている
- 周りが見えなくなっている

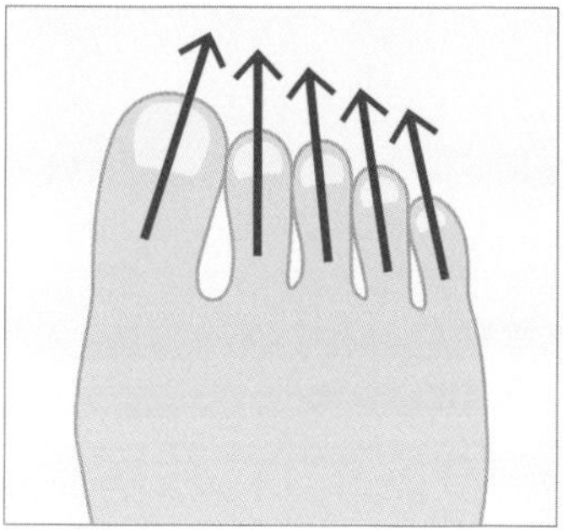

タイプ2　5本の指がまっすぐ伸びている

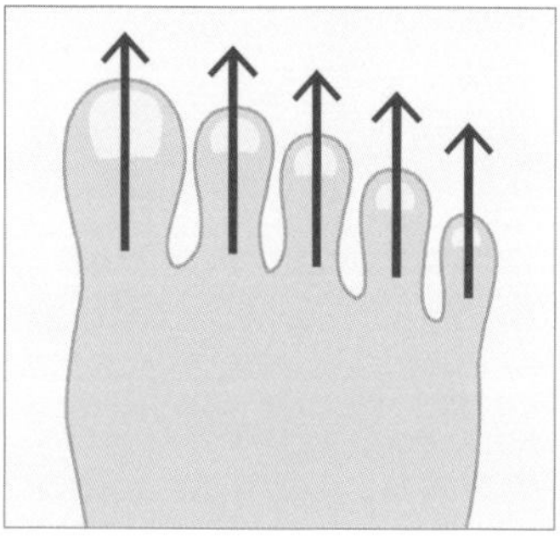

主な性格と心の状態

- 真っすぐに突き進んでいる状態
- 心のバランスがとれている
- ピュアな心を持っている
- まじめな人
- いつまでも童心を忘れない

タイプ3　5本の指が**放射状に外向き**に開いている

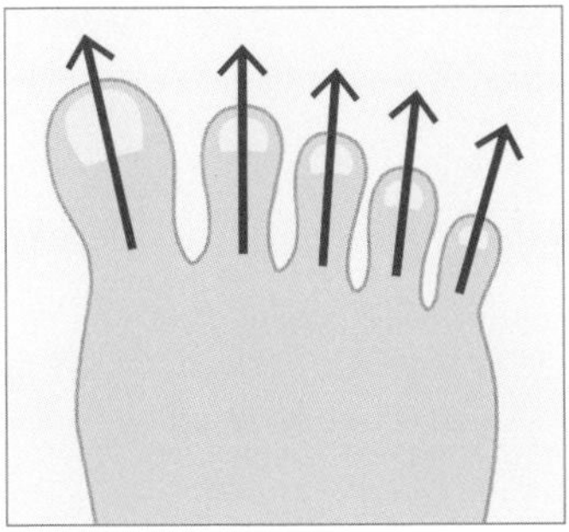

主な性格と心の状態

- 自由を好み、束縛を嫌う
- 好奇心旺盛
- 注意力散漫になっている状態
- 足底の筋力が落ちている
- 人の意見を受け入れられなくなっている

タイプ4　親指と他の4本の指が**V字**に広がっている

主な性格と心の状態

- 理想と現実が違っている状態
- 何事にも執着しない
- クールで、物事を冷静に判断できる
- 自己中心的になりやすい状態

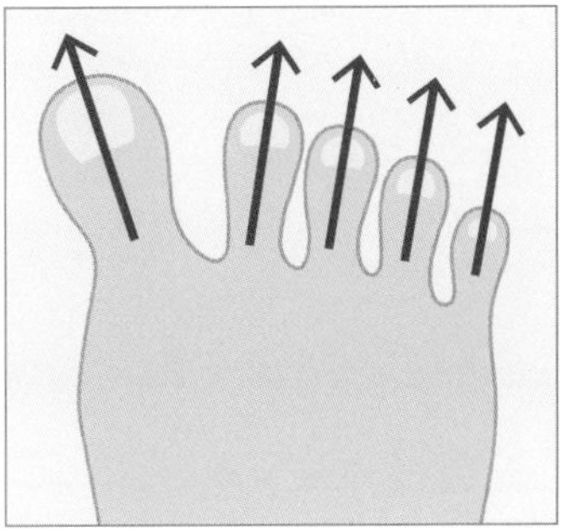

タイプ5　5本の指の向きが**バラバラ**

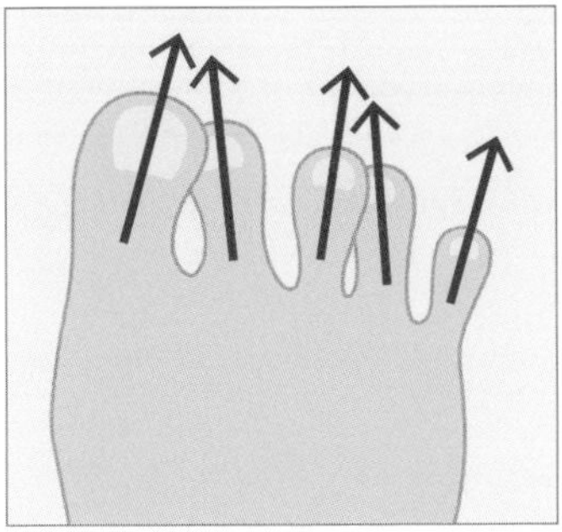

主な性格と心の状態

- 精神的に不安定な状態
- 感情の変化が大きい
- 多方面にわたって才能がある
- 足に合っていない靴をはいている
- 一芸に秀でている

Column

顔を洗うように足を磨くと心と体がすっきり

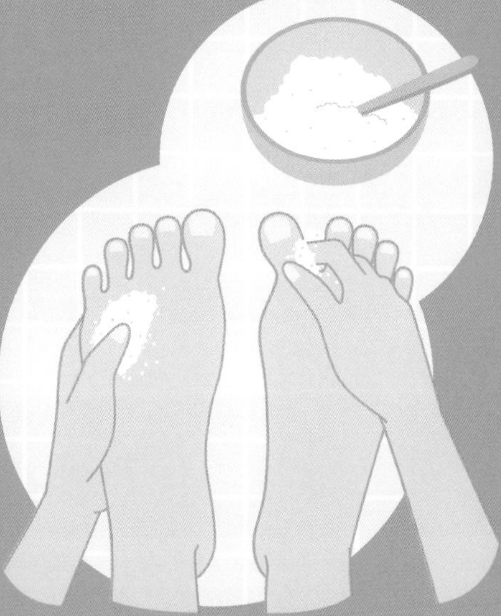

何となく気持ちや体がスッキリしないと思うとき、私は顔を洗うように足を磨きます。伊勢神宮や出雲大社の近くの温泉浴場には、足を清めるためのお塩が置いてありました。太古の昔から、足は「気」の出入り口であると考えられています。

バスタイムにはぜひ足をやさしく包み込むようにマッサージしながら洗い、足の指の間の汚れもしっかりと落としましょう。時間があれば粗塩で足を磨くように清めると、足から体が軽くなるのがわかります。足は「気」の出入り口。邪気を払い、良い気を取り込むために、ぜひ顔を洗うように足を磨いてください。一日の疲れがスッキリして心と体が軽くなりますよ。

CHAPTER

3

足裏から
心と体の
不調を解決

長い期間、気になる不調に悩まされていませんか？
いつか治ると放っておく前に、足裏のゾーンをチェック。
不調と関係のあるゾーンに変化はないでしょうか？
そこをマッサージすれば、心と体の不調が軽くなります。

足裏を触ることで心と体がどんどんラクになる

病院に行くほどでもないし……、ガマンしていれば何とかごまかせる……。

そんな慢性的な不調を抱えていないでしょうか？

たかが不調、されど不調。放っておけばよくなるものもあるかもしれませんが、ガマンするのはつらいものです。

そんなときに役立つのが3章で紹介する不調のためのゾーンセラピー。本書で紹介している不調は、私が近年の臨床経験の中で、特に悩んでいる方の多い不調を選びました。不調にも流行があります。

例えば、10年前の頭痛は多くの場合、肩こりや首こりからくる血行不良が原因でしたが、近年の頭痛は天候による気圧の変化や目の使い過ぎによるものがほとんどなのです。気象の激しい変動による片頭痛や耳鳴り、めまい。また、パソコンやスマホを使うことが日常になり、眼精疲労や肩こり、首こりが慢性化しています。さらに、2

０２０年に大流行した新型コロナウイルスにより自粛生活を余儀なくされ、心と体のバランスを崩している方が少なくありません。

そんな方にぜひおすすめしたいのが、不調のためのゾーンセラピーです。内臓を直接触ってケアすることはできませんが、足裏なら誰でも簡単にアプローチすることができます。

まずは気になる不調と関係の深いゾーンを刺激してみましょう。東洋医学でいうエネルギーライン・経絡を通ってその刺激が内臓に伝わり、血流が促されます。すると気になっていた不調が軽くなっていることに気づくと思います。

そして、足裏を触っていて、「もっとここを刺激したいな」と感じたら、ぜひ自分流のアレンジを加えてください。

足裏はとても正直。足裏があなただけの不調の問題を教えてくれているのかもしれません。

毎日、足裏と対話をするようにマッサージをして、昨日とは違う足裏の変化をチェックしてみましょう。足裏を触るほど、心と体が軽く感じられることでしょう。

マッサージの効果を高める

ゾーンセラピーのコツ

ゾーンセラピーは「やりたい！」と思ったときに、
お風呂の中やテレビを観ながらなど、どんなときに行ってもOK。
手の形やポーズなど、効果を高めるちょっとしたコツを教えます。

コツ 1 血流をアップする 準備運動

足首回し

時間があるときは、ゾーンセラピーを行う前に足首回しを。足先の血行が促され、さらにゾーンセラピーの効果がアップします。足の指と手の指で握手するように握り合います。そのまま足首を右に6回、左に6回、回しましょう。反対側も同様に。

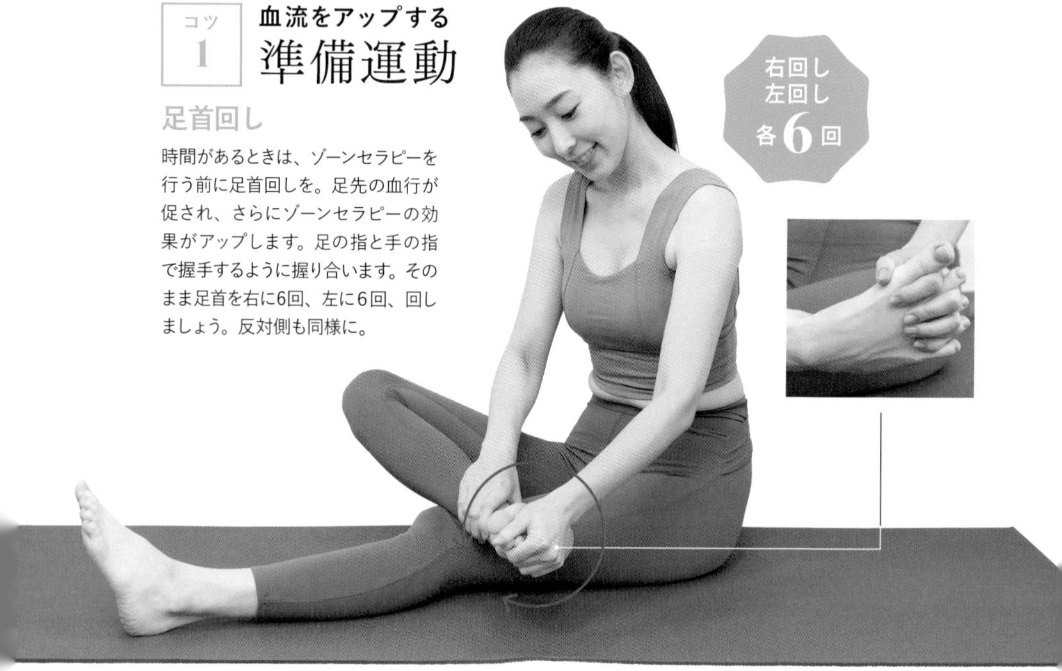

コツ 3 足裏を押すときの 基本の約束

左足から行う

東洋医学のエネルギーラインである経絡の流れを考えて、マッサージは左足から行うほうが効果はアップします。ただし、心臓は左足、肝臓は右足にしかゾーンはありません。

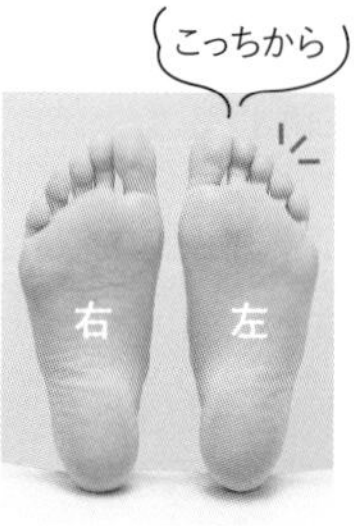

コツ 2 押しやすい体勢で 準備ポーズ

ひざの上に反対の足をのせる

足を押しやすいなら、どんな体勢でもよいのですが、おすすめは、床に座り、反対の太もも上に足をのせるポーズ。刺激をしないほうの手で、しっかり足を支えましょう。

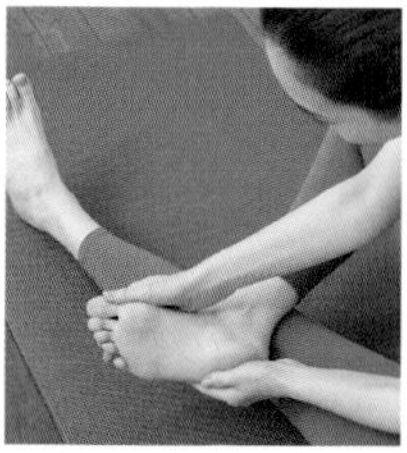

コツ 4

場所によって変えてみよう
基本の手の形

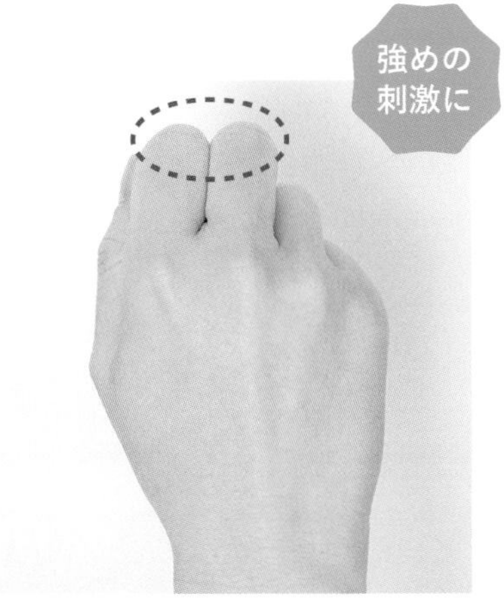

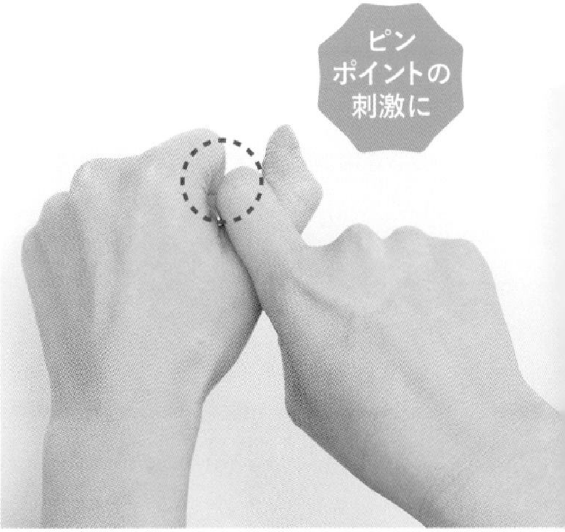

人さし指・中指の関節を使う

手を軽く握り、人さし指と中指の第二関節をゾーンにあてます。第二関節を強めに押しあてたまま、まねき猫の手のように手首を内側に返しながら、刺激しましょう。

人さし指で指角をつくる

利き手の人さし指の第二関節を逆側の手の親指にかけます。その状態で人さし指の第二関節をゾーンにあて、指をかけている親指を動かして、人さし指を移動させながら刺激します。

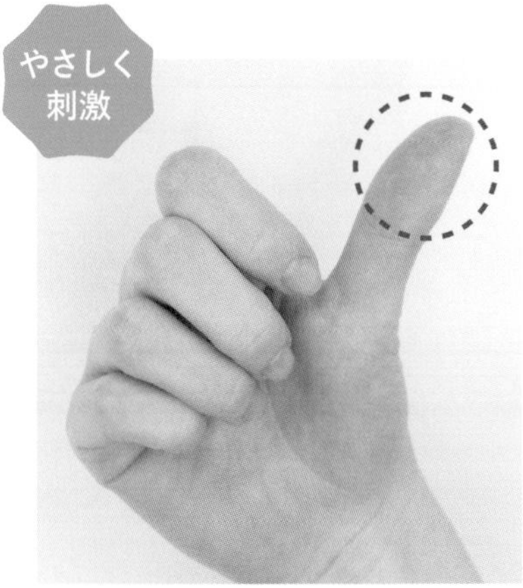

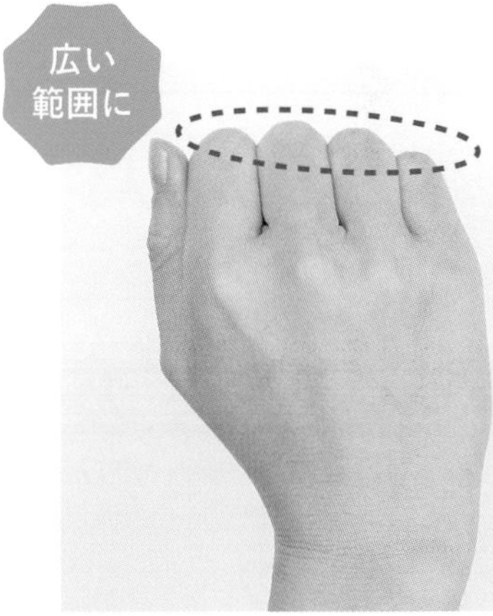

親指の腹を使う

刺激を与えたい部分に親指の腹をあて、親指の腹で足裏をしごくように刺激を与えます。また、足の側面などの広い範囲を刺激する場合には、親指の側面を使って刺激します。

握ったこぶしを使う

手を軽く握り、握りこぶしをつくります。親指以外の4指の第一関節から第二関節の指の面を使って、刺激しましょう。足の甲や足裏全体など広い面を刺激するときに活用します。

「体のベースをつくる Part 1」

体の活力を底上げして、疲れにくく、不調になりにくい体に！

免疫力アッププログラム

いつもどこか調子が悪く、疲れていて、風邪が流行れば一番に風邪をひく。そんな人は足裏刺激を。免疫力がついてくると足に張り感や力が戻ってきます。

Check!

免疫力が低下している？
足相CHECK

- ☑ 足裏を触ると弾力がない
- ☑ 足の幅が細い
- ☑ 足の厚みが薄い
- ☑ 足が小さくなった

疲れがたまり、免疫力が落ちているときは、外に出るのもおっくうで歩くことが減り、足裏が刺激されません。触ると肌に弾力がなく、足裏が以前より小さく、薄くなっていると感じます。

Check!

不調を事前に察知
毎朝必ずCHECK

- ☑ 指先と土踏まずの張りと色を見よう

免疫力の状態は、指先を見るとわかります。血流が悪くなり指先の色が白っぽくなり、指先を触ると張りが失われて力がありません。また土踏まずにはしわが増え、色が白っぽくなります。

症例／

免疫力が落ちている人の足

中指の延長線上にあり、自律神経と関係の深い「腹腔神経叢」のゾーンがほかに比べて白くなっているのは免疫力が落ちているサインです。また、土踏まず周辺にある「小腸」や「大腸」のゾーンの色が白く、しわがたくさんあります。これも免疫を左右する腸の働きが弱っている証拠。疲労がたまって免疫力が落ちています。

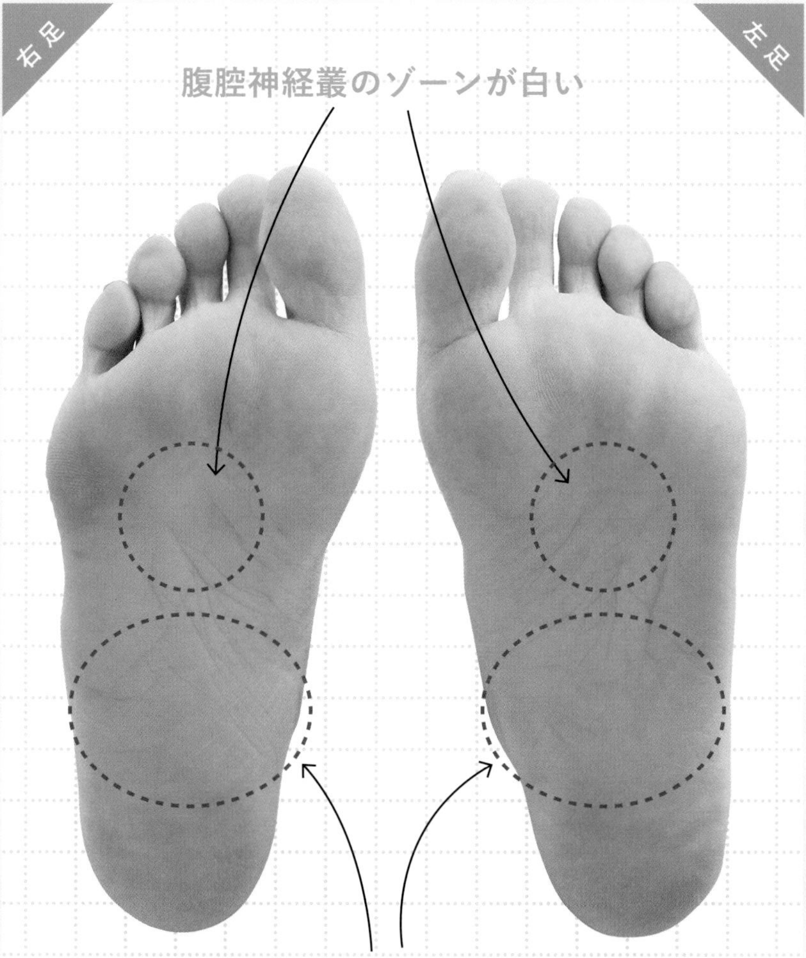

P.18 の症例も参考に

いざ実践!

疲労回復・免疫力アップ プログラム

免疫力が落ちていると、体の中に余分な水分や老廃物がたまりやすくなります。そこで疲労回復・免疫力アッププログラムでは、足裏から排泄を促す内臓を活性化。また「腹腔神経叢」のゾーンを刺激して、自律神経の乱れを整えます。

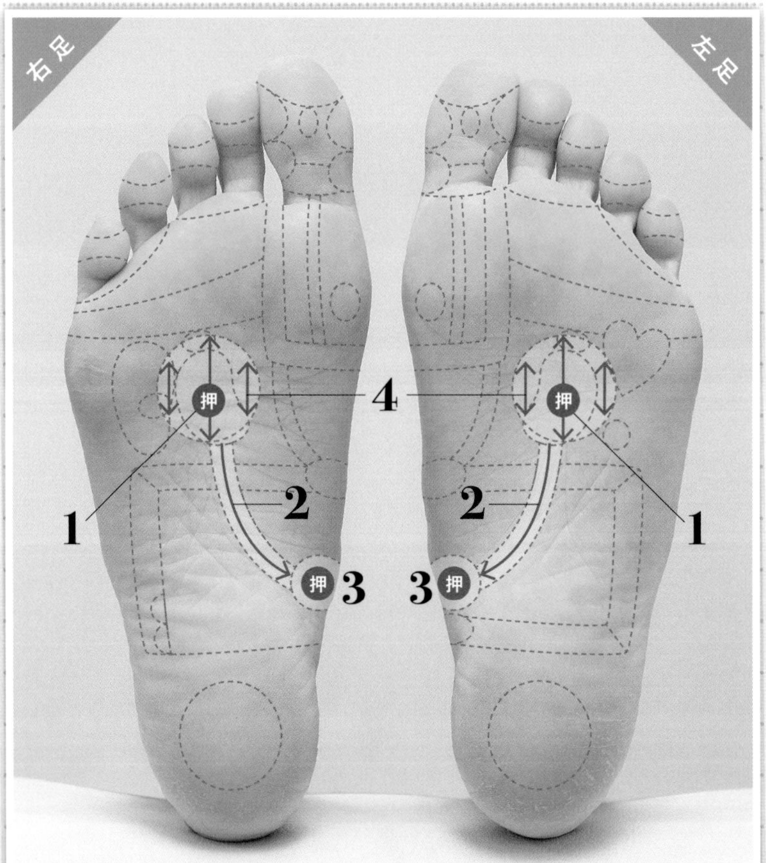

How to

左足からSTART

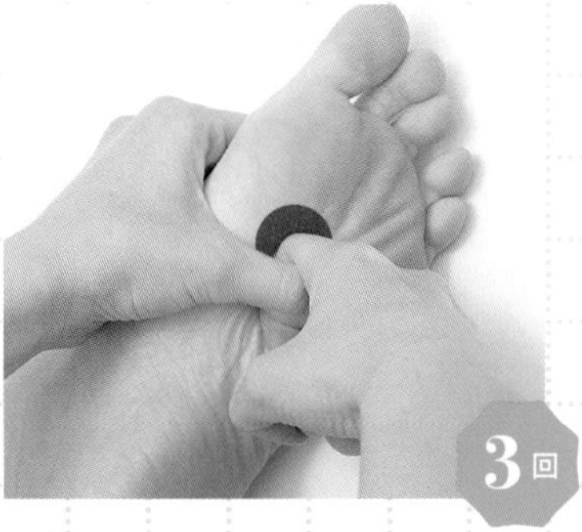

1 腎臓を押す

利き手で指角（P45）をつくり、左足の「腎臓」のゾーンに人さし指の第二関節を垂直に押しあてます。圧を加えながら、「腎臓」のゾーンをしごくように押しましょう。

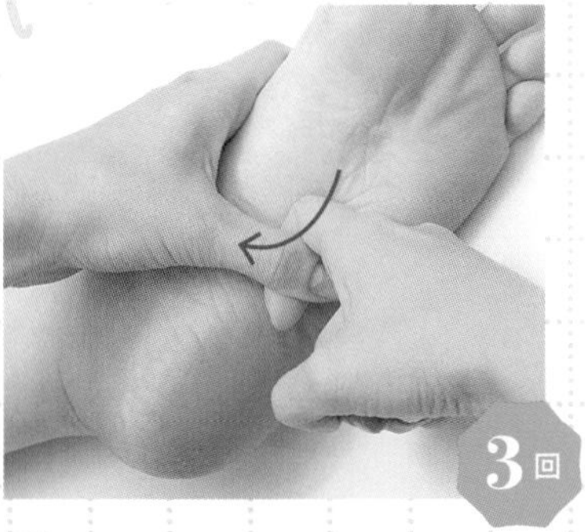

2 輸尿管をさする

「腎臓」のゾーンから土踏まずの下側に向かって「輸尿管」のゾーンを人さし指の第二関節で力を加えながらさすり下ろします。息を吐きながらゆっくりさするのがポイント。

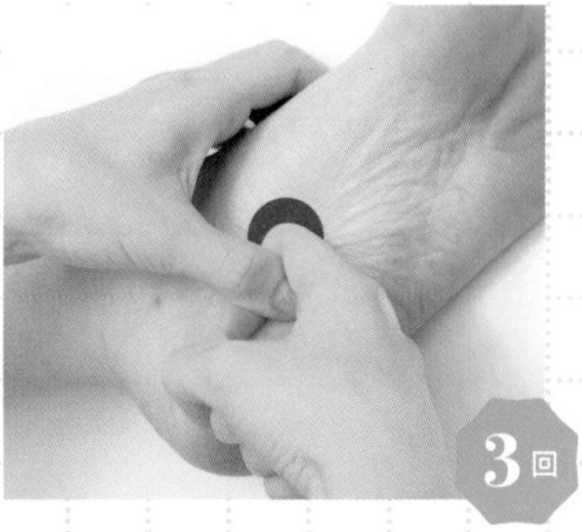

3 膀胱を押す

土踏まずの下側にある「膀胱」のゾーンに人さし指の第二関節を垂直に押しあてて刺激します。足裏から指を離さずに、1〜3を3回くり返したら、4へ進みましょう。

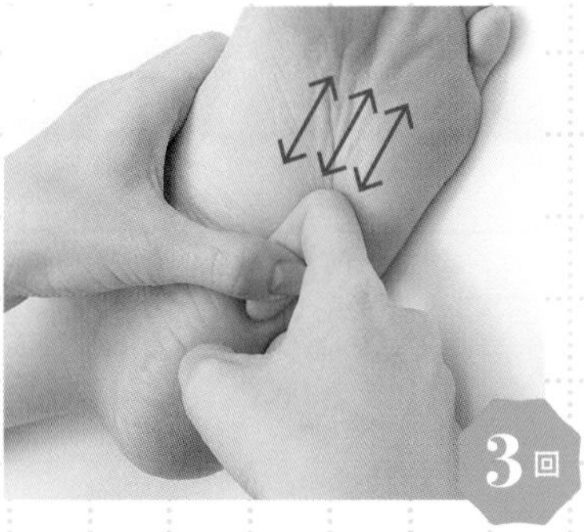

4 腹腔神経叢をさする

足を手で左右から握ったときにくぼみができるあたりにある「腹腔神経叢」のゾーンに人さし指の第二関節を押しあて、上下に3回さすります。

右足も同様に行う

風邪をひきにくくなるプログラム

季節の変わり目に体調を崩しやすい人に

風邪をひきやすい人の足裏は白っぽく、足指が細いのが特徴。神経質な人も風邪をひきやすい傾向に。風邪のことを忘れるほど大らかに構えると足の形も変わってきます。

Check!

風邪をひきやすい人の
足相CHECK

- ☑ 足の甲の親指と人さし指の間の延長線上を押すと痛い
- ☑ 指が細い
- ☑ 土踏まずの色が白い

足の甲の親指と人さし指の間の延長線上を押すと痛みがあります。また、指は細く、足裏は土踏まずの特に上のほうが、白っぽい人が少なくありません。足の甲もむくんで、白っぽくなっています。

Check!

不調を事前に察知
毎朝必ずCHECK

- ☑ 足の甲を触って変化を見よう

足を両手で包み込むようにつかんで足の甲や指を触りましょう。この部分がむくんでいたり、特に足の甲にある「胸部のリンパ腺」や「胸部」のゾーンが白くなっていたら風邪をひきやすい状態です。

症例

風邪をひきやすい人の足

足の甲にある「胸部のリンパ腺」と「胸部」のゾーンの色が白くなり、指や足の甲が丸くむくんでいます。これらは、体に余分な水分や老廃物をため込み、排出力が弱くなっているので風邪をひきやすいという注意信号。足の甲を両手で包み込むようにさすることでむくみがとれ、風邪をひきにくい体に変わってきます。

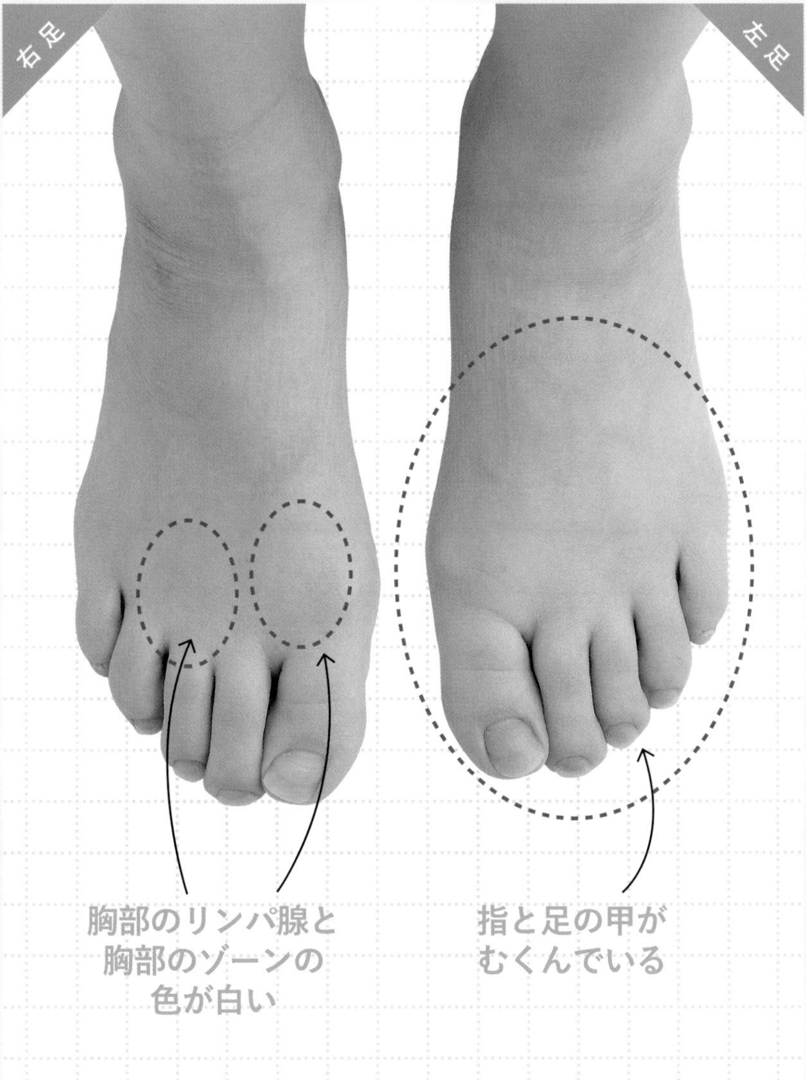

いざ実践！

風邪をひきにくくなるプログラム

足の甲にある「胸部のリンパ腺」と「胸部」のゾーンをさすると、水分の流れがよくなり、体の中の余分な水分を尿や汗として排出します。そして、「脳」のゾーンが集まる親指全体をさすって、風邪に対する心配を取り除きましょう。

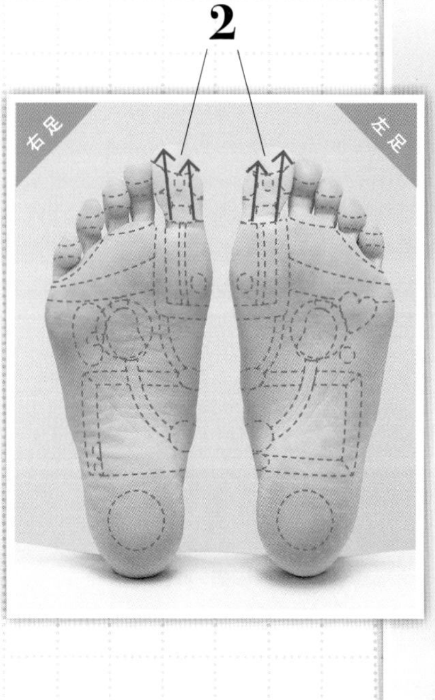

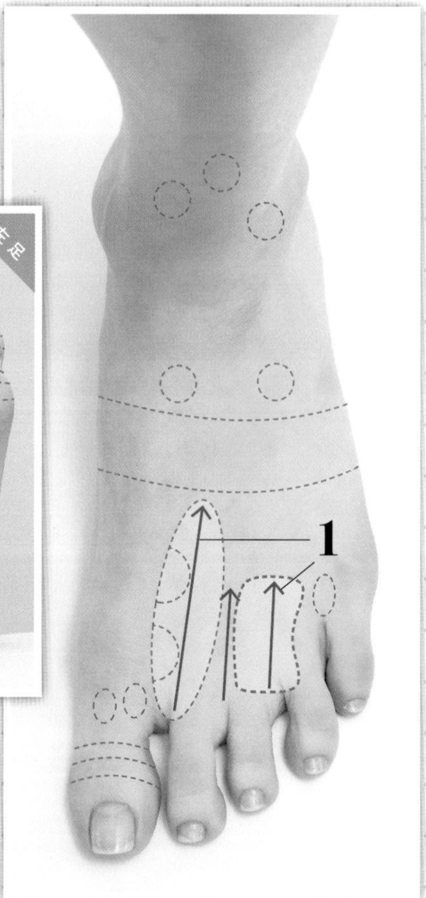

How to

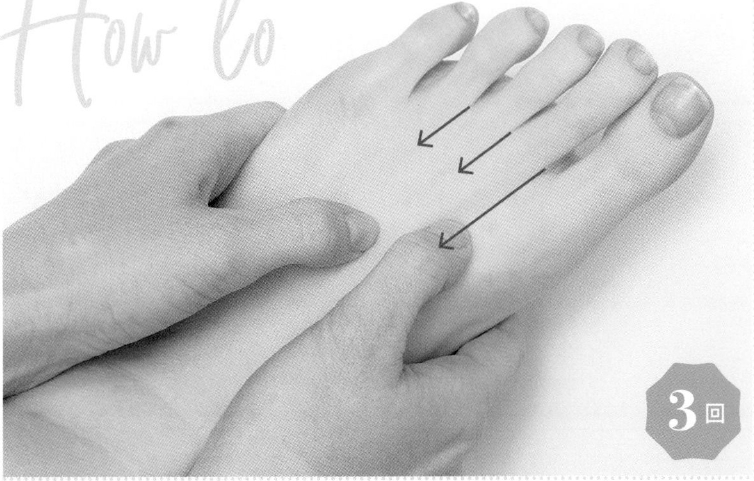

↑ 左足から**START**

1 胸部のリンパ腺と胸部をさする

足の甲を両手でやさしくつかみ、親指の腹を「胸部のリンパ腺」と「胸部」のゾーンに押しあてます。指の根元から足の甲の真ん中あたりまで、2つのゾーンを中心に圧を加えながら3回さすりましょう。

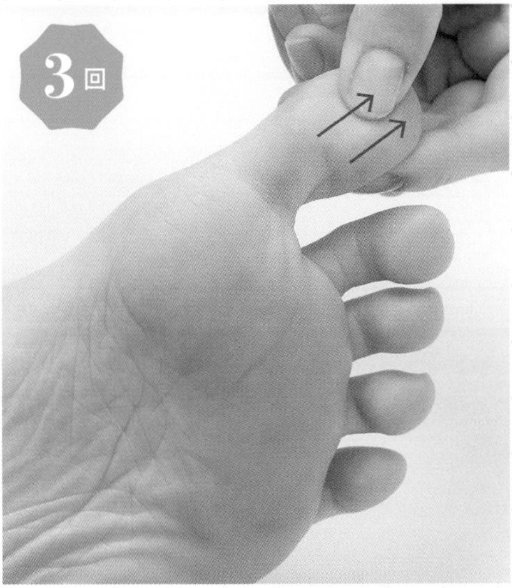

2 親指全体をさする

利き手の親指の腹を左足の親指にあて、指をつかみます。足の親指をしごくようにしながら、親指全体を強めに下から上に3回さすりましょう。

右足**も同様に行う**

お悩み別に解説！

不調症例集

現代人に多い肩こりや首こりをはじめ、腸や食道の不調、
さらにはメンタル的に落ちているケースなど、
足裏にはどんな特徴が表れているのか、症例を見てみましょう。

症例1／肩こりの人の足

多くの人が悩む肩こりも、足裏を見るとその状態がもっとよくわかります。右足に比べて左足の僧帽筋のゾーンが腫れぼったく肉厚になり、色が赤くなっているのは、左肩のこりがひどいことを表しています。右足の小指の下は上腕のゾーン。角質がついて外に出っ張っているので、腕を酷使していて、疲れがたまっているようです。

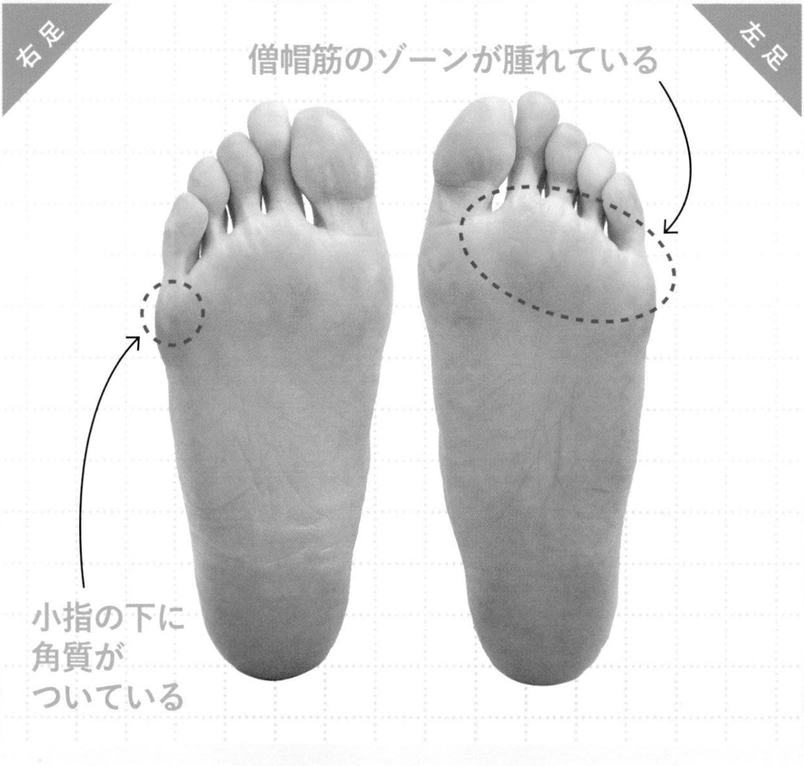

あてはまる人は P.58 へ

症例2／腸の不調がある人の足

便秘や下痢など腸の状態が悪い人や、悪くなりそうな人は、土踏まずを見れば一目瞭然。「小腸」のゾーンのあたりに横じわが多く、この方の場合は特に右足の土踏まずの血色が悪くなっています。また、母指球の下に深い横じわがありますが、これは消化器系などの内臓の新陳代謝が衰えているサインです。

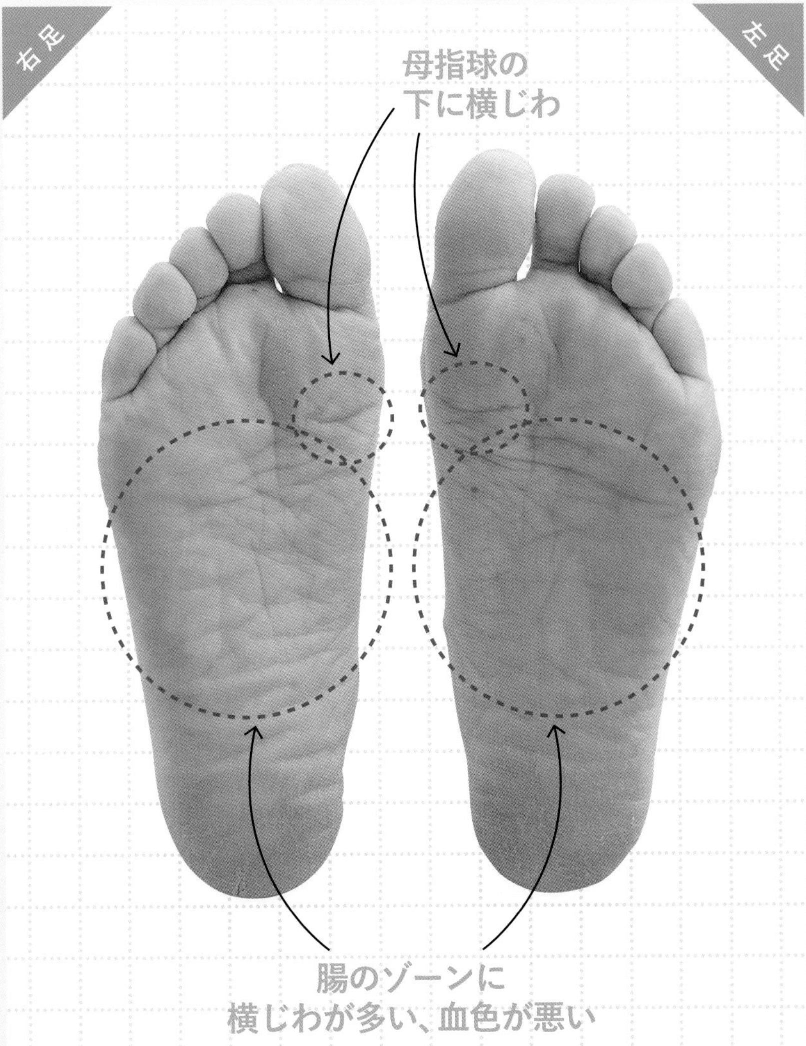

あてはまる人は P.60 へ

症例3／消化器系の不調がある人の足

ここ10年ほどでとても増えているのが逆流性食道炎などの消化器系の不調。親指と人さし指の間が開いている人は胃腸が弱く、「胃」と「食道」のゾーンがあるあたりの皮膚が荒れています。また、「小腸」や「十二指腸」のゾーンにしわがあるので、下痢をしやすい状態です。消化器が弱っていることがわかります。

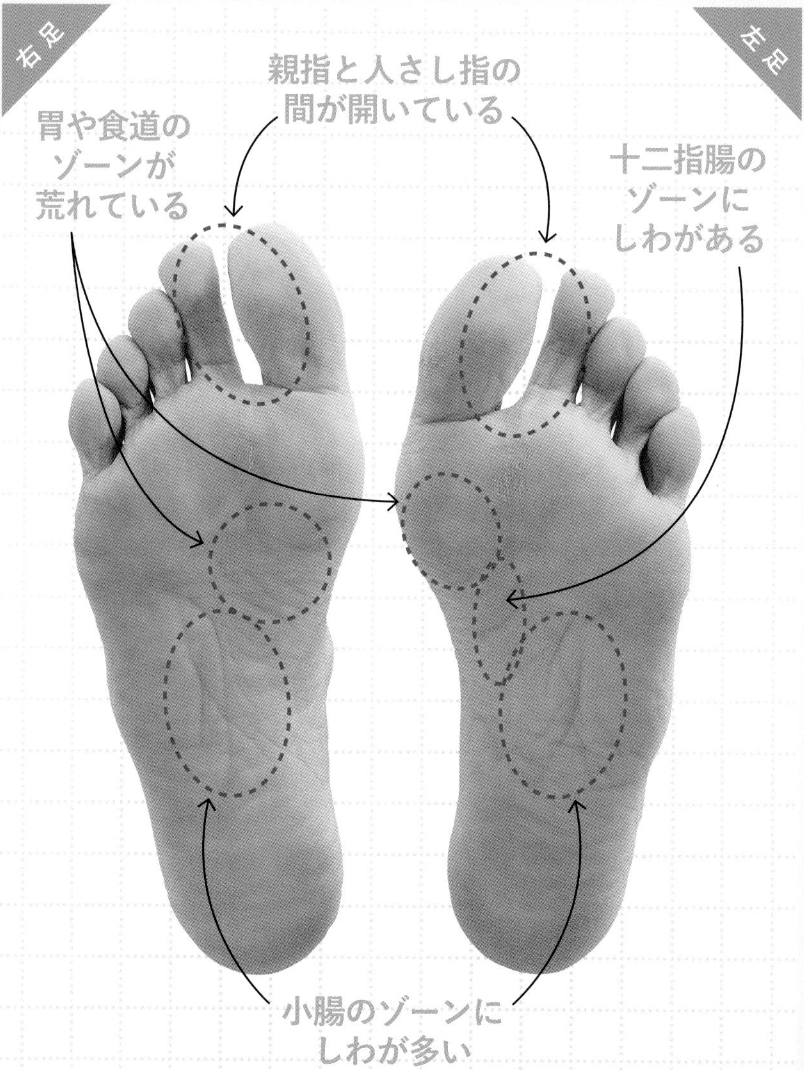

あてはまる人は P.62 へ

症例4／気分が落ち込んでいる人の足

足裏には内臓の不調だけでなく、心の不調も表れます。この方の場合、ほかの指は赤いのに、脳のゾーンが集まる親指だけが白くなっています。また、左足の指先「前頭洞」のゾーンにしわがあるのも気分が落ちているサインです。気持ちが上がってくると、親指の色やしわの状態も変わってきます。

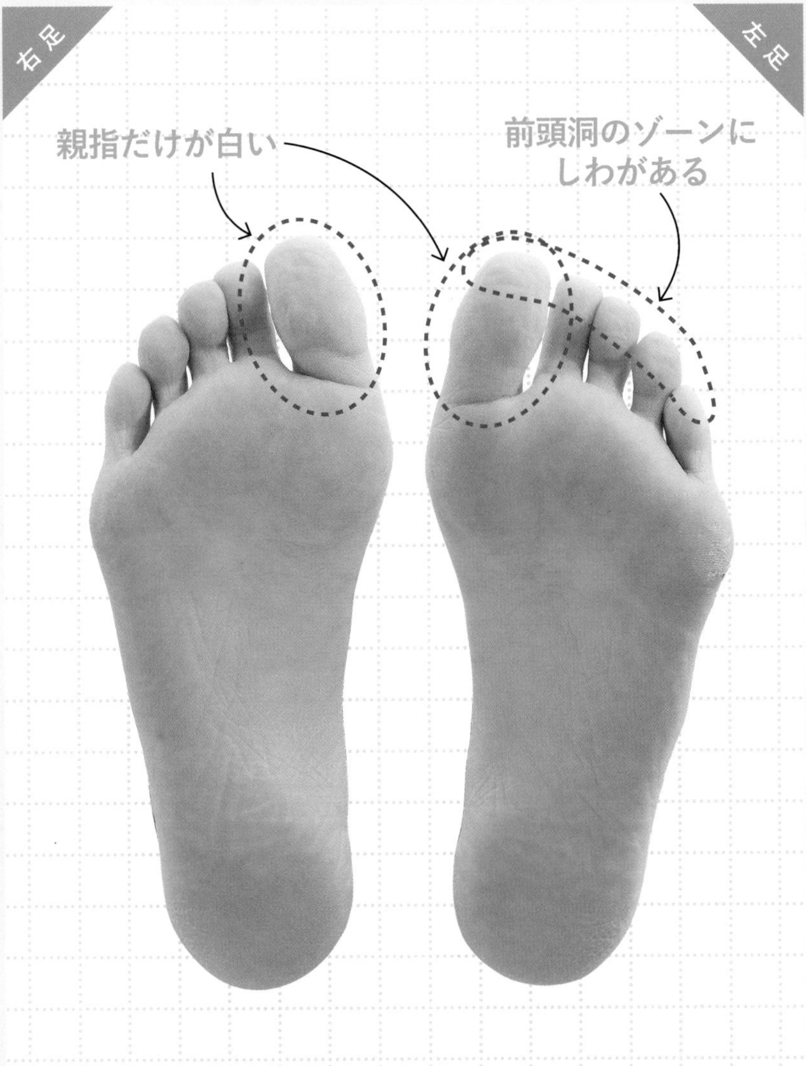

あてはまる人はP.82へ

不調改善ゾーンセラピー

01

肩や首の不調

肩こり・首こり

目の使い過ぎや猫背が原因で、肩こり、首こりに悩む人が増加中。
こりがひどい場合は直接患部を触るより前に、
足裏のゾーンを刺激して血流を促すと首、肩が軽くなります。

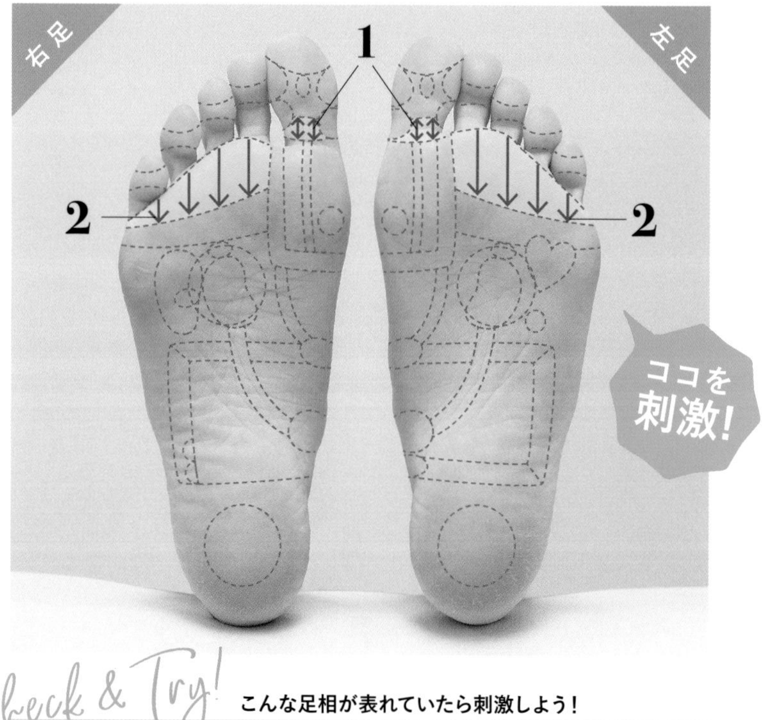

Check & Try! こんな足相が表れていたら刺激しよう!

1 頸部・首のゾーン　2 僧帽筋のゾーン

- ☑ 小指の下に角質がある
- ☑ 触ると硬い
- ☑ 盛り上がって腫れている
- ☑ コリコリとしたかたまりがある

How to

← 左足からSTART

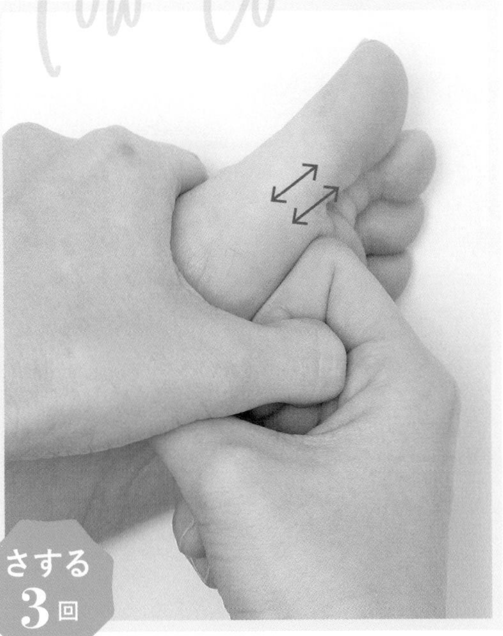

さする 3回

1 頸部と首をさする

指角（P45）をつくり、人さし指の第二関節を親指のつけ根にある「頸部・首」のゾーンにあてます。第二関節を押しあてて、上下に3回さすりましょう。

2 僧帽筋をさする

人さし指の第二関節を人さし指から小指の根元にある「僧帽筋」のゾーンにあてます。指の位置をずらしながら「僧帽筋」のゾーンをまんべんなく上から下へさすります。それを3回くり返しましょう。

同じくらいの強さで

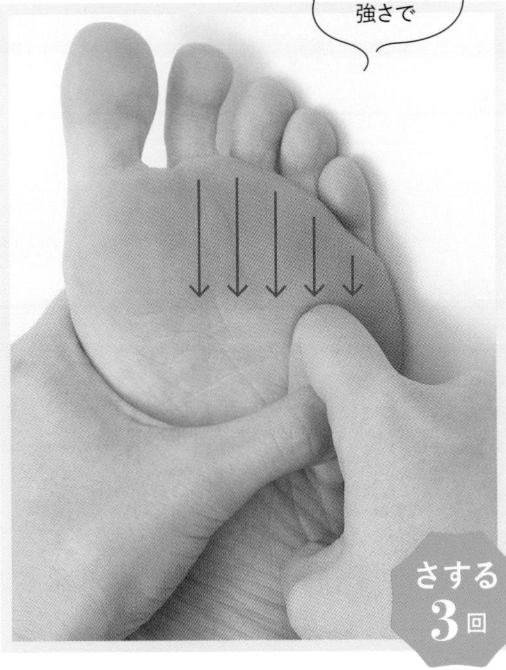

さする 3回

右足も同様に行う

不調改善ゾーンセラピー
02

腸の不調

便秘・下痢

消化を助ける「十二指腸」と便を送り出す「横行結腸」、
「下行結腸」、「S状結腸・直腸」を合わせた
「大腸」と「小腸」のゾーンを刺激。腸の働きを促します！

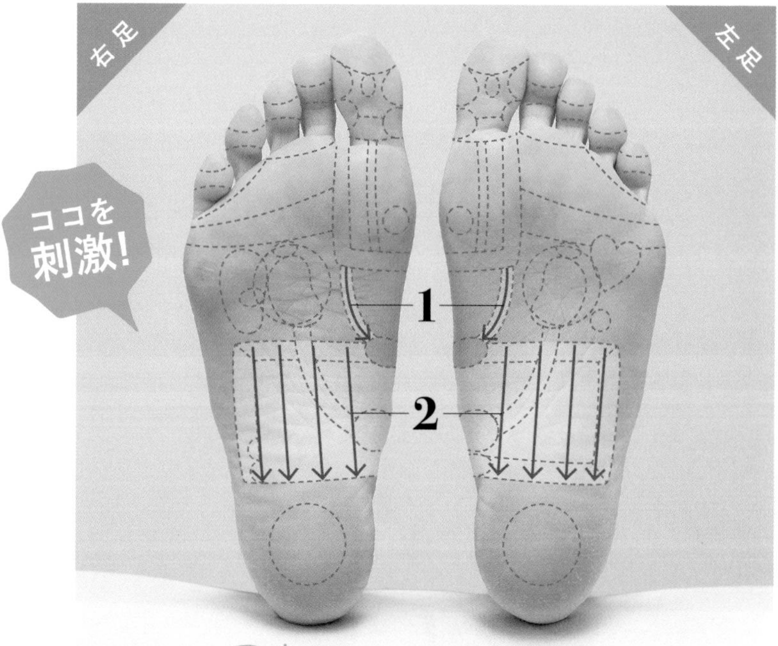

Check & Try! こんな足相が表れていたら刺激しよう！

1 十二指腸のゾーン　2 小腸・大腸のゾーン

- ☑ 足全体の色がどす黒いまたは暗い色でまだらになっている
- ☑ 土踏まずのあたりにしわが多い
- ☑ 特に母指球の下に短い横じわが多い

How to

左足からSTART →

1

十二指腸をさする

指角（P45）をつくり、人さし指の第二関節を「十二指腸」のゾーンにあてます。人さし指を上から下に動かして、圧を加えながら3回さすりましょう。

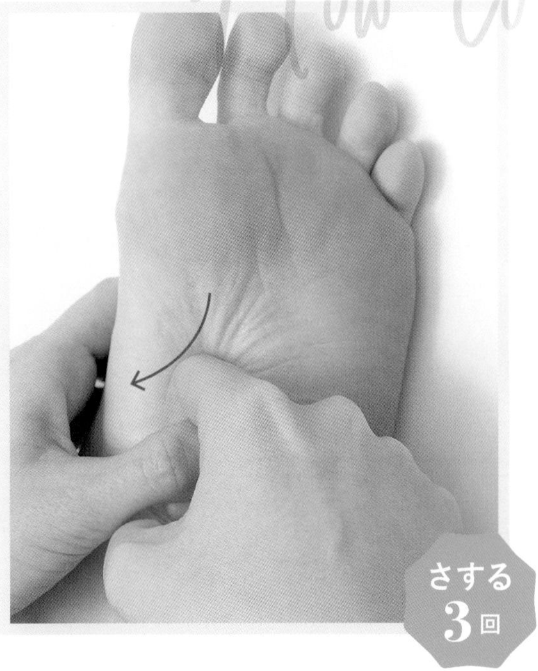

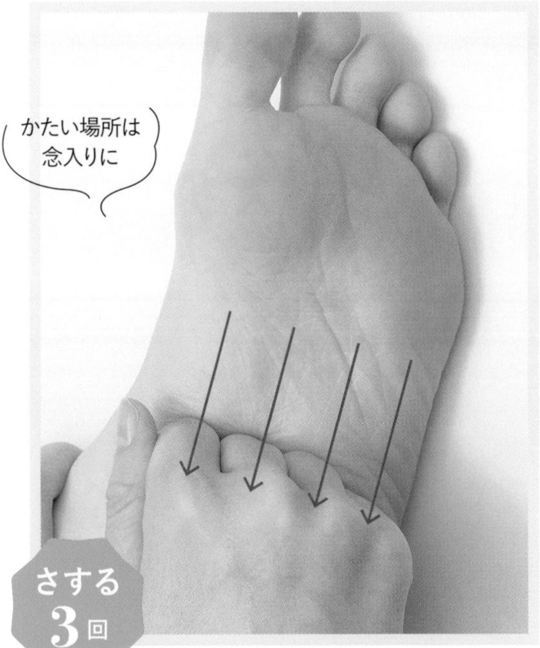

2

土踏まず全体をさする

軽く手を握り、親指以外の4指の第二関節に体重をのせるようにしながら、土踏まず全体を上から下へ3回さすります。

右足も同様に行う

不調改善ゾーンセラピー
03

消化器系の不調

逆流性食道炎など

食べたものが飲み込みづらい、戻ってくるような気がするなど、
食べた物を消化する能力が落ちていると母指球が盛り上がり、
しわが増えます。足裏を見て気になったら、マッサージを！

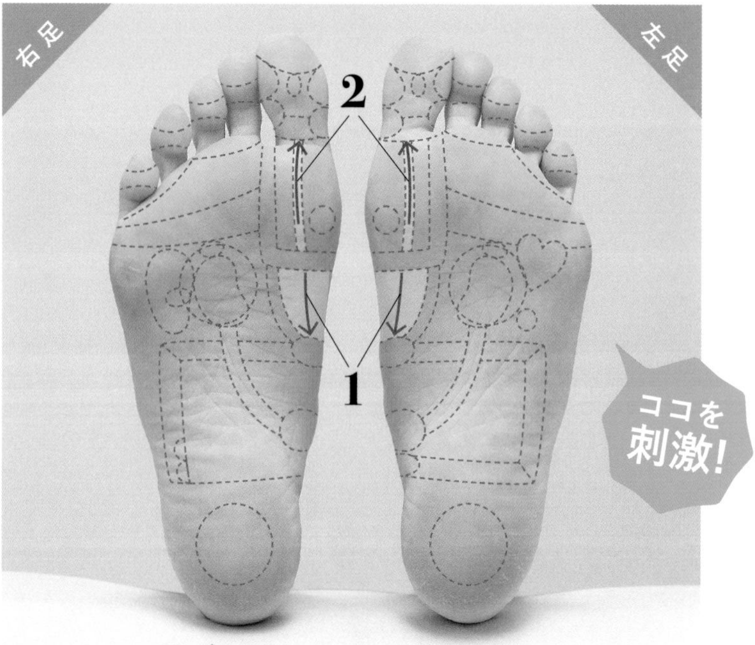

Check & Try! こんな足相が表れていたら刺激しよう！

1 胃のゾーン　2 食道のゾーン

- ☑ 食道・胃のゾーンに細かい横じわがあったり、皮膚が荒れている
- ☑ 母指球が腫れている
- ☑ 母指球や土踏まずにしわが多い

How to

← 左足からSTART

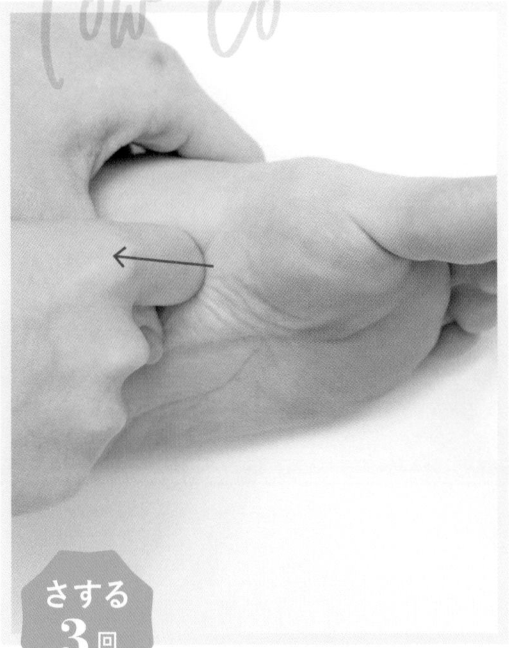

1

胃を下に向かってさする

人さし指の第二関節を「胃」のゾーンに押しあてながら、上から下に3回さすります。

2

食道を下から上にさする

指角（P45）をつくり、人さし指の第二関節を母指球の下、「食道」のゾーンにあてます。そこを下から上に持ち上げるように、3回押し上げましょう。

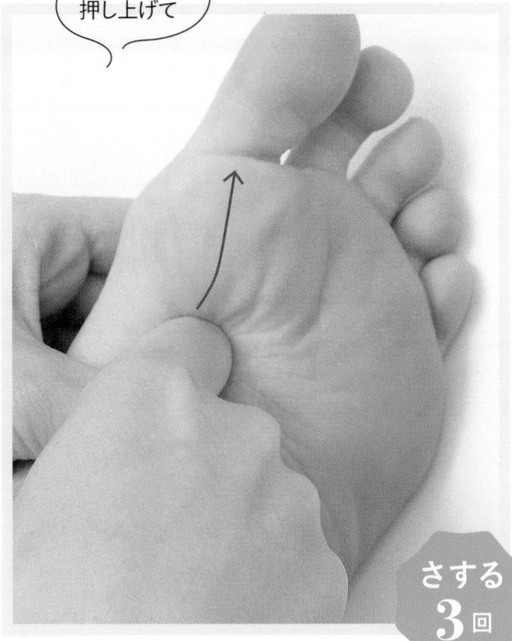

右足も同様に行う

不調改善ゾーンセラピー

04

耳の不調

耳鳴り・めまい

天気の急激な変化により片頭痛とともに増えているのが、
耳鳴りやめまい。この症状で悩む人は足指の薬指に強い
痛みを感じます。足の指先のマッサージで血流を促しましょう。

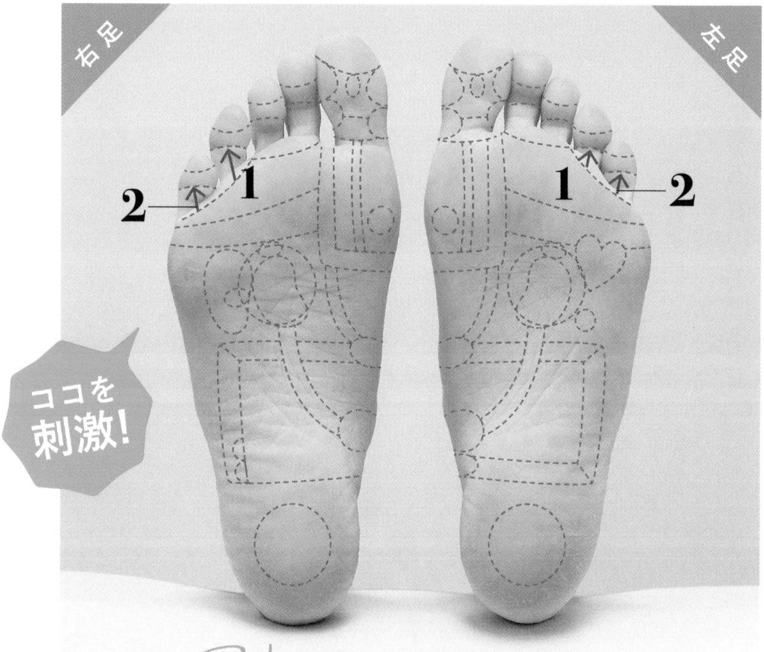

Check & Try!

こんな足相が表れていたら刺激しよう！

1,2 耳のゾーン

- ☑ 薬指を押したときに痛みを感じる
- ☑ 小指を押したときに痛みを感じる
- ☑ 指先を触ると違和感がある

How to

左足からSTART →

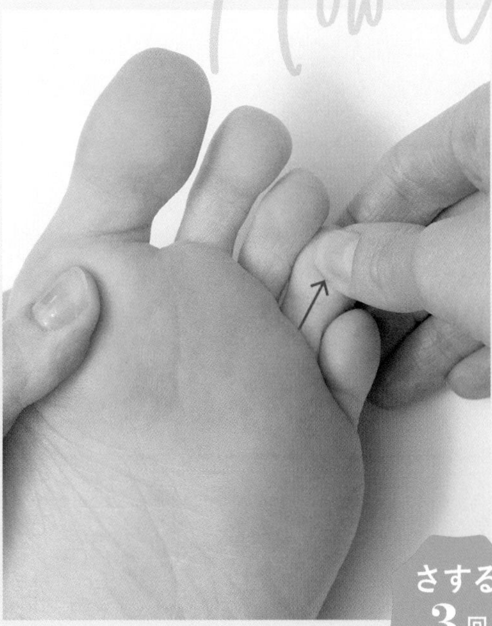

さする 3回

1

薬指の根元を押しさする

「右耳」のゾーンがある左足の薬指の根元を手の親指と人さし指でつかみます。親指の腹で圧をかけながら「耳」のゾーンを下から上に3回さすります。痛みが強ければやさしい圧で！

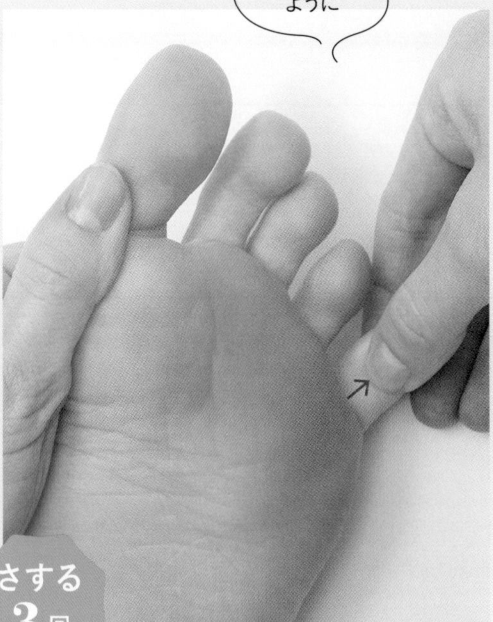

さする 3回

2

小指を押しさする

次に「右耳」のゾーンがある左足の小指の根元を手の親指と人さし指でつかみます。「耳」のゾーンに圧をかけながら、3回下から上に押しさすりましょう。

右足も同様に行う

不調改善ゾーンセラピー
05

目の不調

目の疲れ

パソコンやスマホを見ながら多くの時間を過ごす現代人の目はとても疲れています。目を直接温めて血行を促すことも有効ですが、「目」のゾーンへの刺激も目の疲れ解消に効果的です。

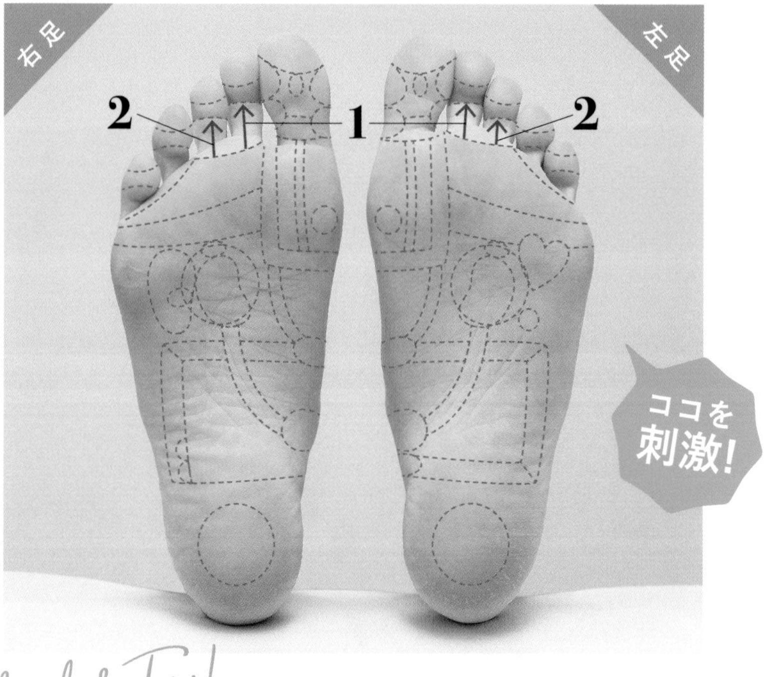

Check & Try! こんな足相が表れていたら刺激しよう！

1,2 目のゾーン

- ☑ 中指を触ると痛い
- ☑ 人さし指を触ると痛い
- ☑ 足に症状はなくても、まぶたや目が腫れている

How to

左足からSTART

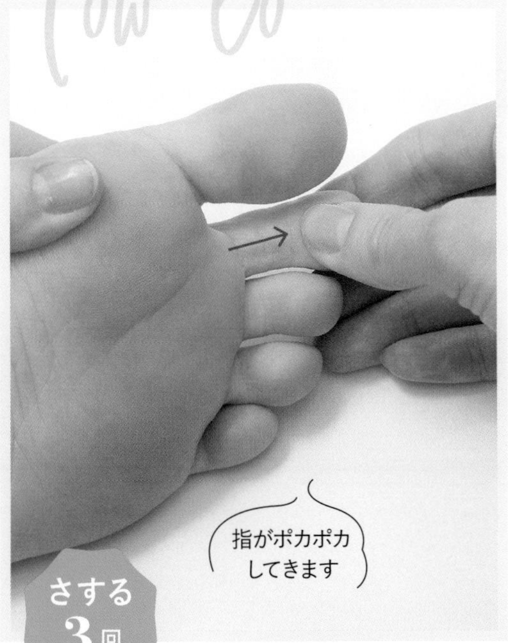

さする
3回

1

人さし指を押す

左足の人さし指の根元にある「右目」のゾーンを手の親指と人さし指でつかみます。圧をかけながら「目」のゾーンを3回下から上へ押しさすりましょう。

2

中指を押しさする

左足の中指の根元にある「右目」のゾーンを手の親指と人さし指でつかみます。圧をかけながら「目」のゾーンを3回下から上へ押しさすりましょう。

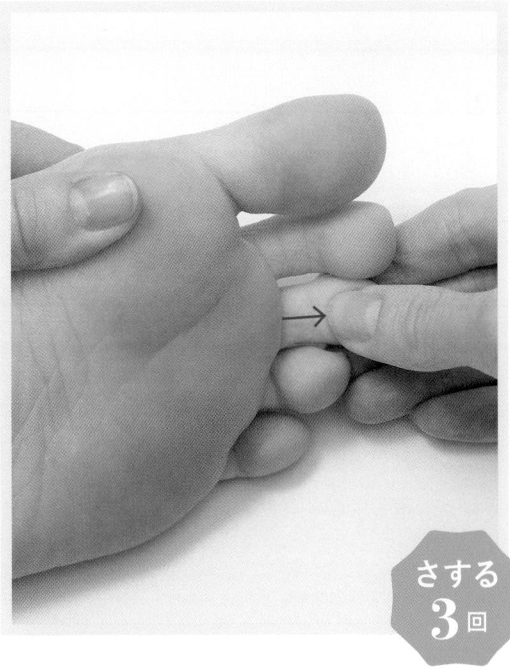

さする
3回

右足も同様に行う

不調改善ゾーンセラピー

06

水分排出の不調

むくみ

重力の関係で水分は体の下にたまるので足は一番むくみやすい場所。
かかとの骨をはがすようなイメージで「内尾骨」「外尾骨」 のゾーンをさするとそこにくぼみができて、足のむくみがすっきりします。

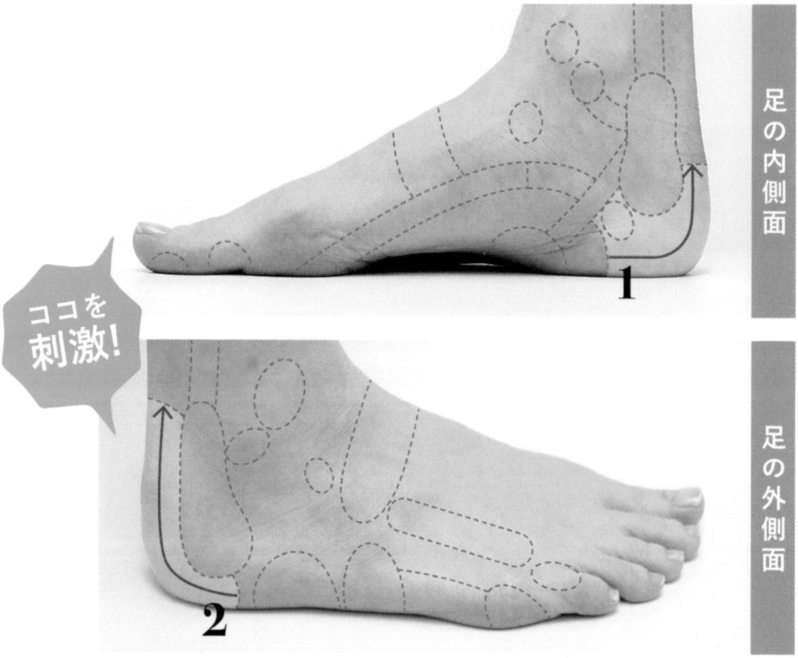

Check & Try! こんな足相が表れていたら刺激しよう！

1,2 内尾骨・外尾骨のゾーン

- ☑ 足裏を押すとあとが残る
- ☑ 触るとぽちゃっとした感じがある
- ☑ 足首が回りにくい
- ☑ アキレス腱が埋もれている

How to

さする
3回

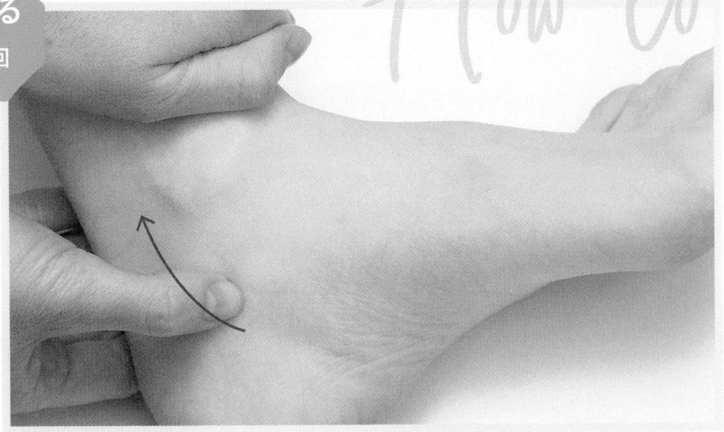

↑ 左足からSTART

1 内尾骨をさする

足の内側面のかかとの少し前側にある「内尾骨」のゾーンに親指をあてて、残りの4指でかかとを支えます。親指を下から上へしごくように「内尾骨」を3回強めにさすりましょう。

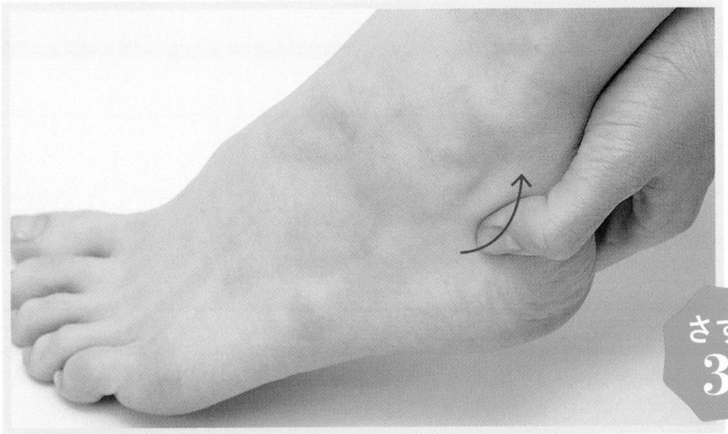

さする
3回

2 外尾骨をさする

右足も同様に行う

足の外側面のかかとの少し前側にある「外尾骨」のゾーンに親指をあてて、残りの4指でかかとを支えます。親指を下から上へしごくように「外尾骨」を3回強めにさすりましょう。

不調改善ゾーンセラピー

07

ホルモンの不調

生理痛・更年期障害

かかとに角質が多かったり、カサカサしていたり、色が悪いと、女性ホルモンのバランスが崩れて生理痛、更年期障害などが出やすくなります。かかとを刺激してホルモンバランスを整えましょう。

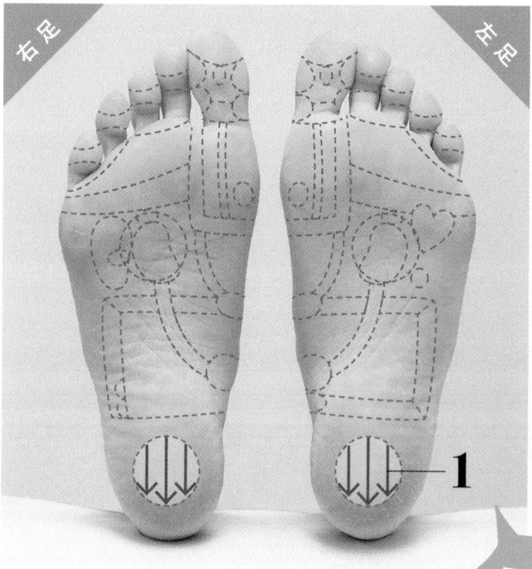

Check & Try!

こんな足相が表れていたら刺激しよう！

1 生殖腺のゾーン

2 子宮のゾーン

- ☑ 足首の色が赤黒い
- ☑ かかとの幅が狭く、小さい
- ☑ かかとに角質が多い
- ☑ かかとの色がどす黒い、またはまだらになっている

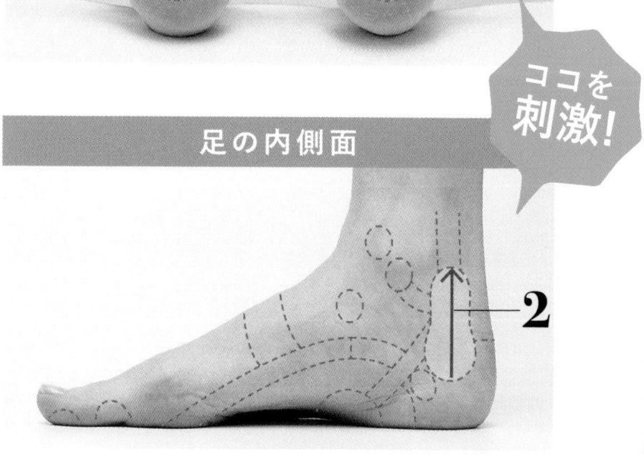

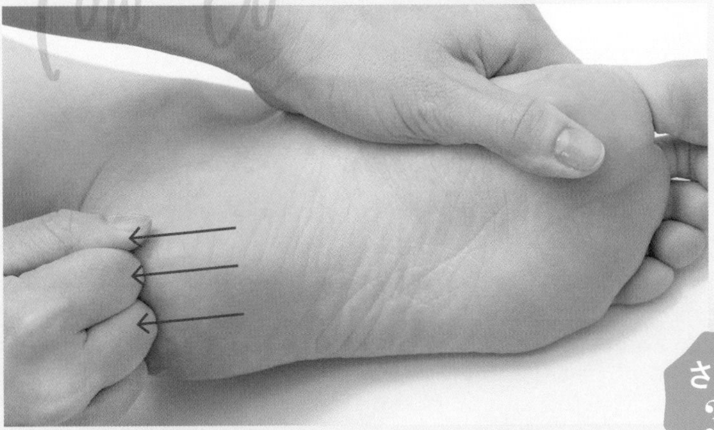

さする
3回

↑ 左足からSTART

1 生殖腺をさする

手を軽く握り、かかとにある「生殖腺」のゾーンに親指以外の4指の第二関節をあてます。上から下に動かして、かかとを3回さすりましょう。

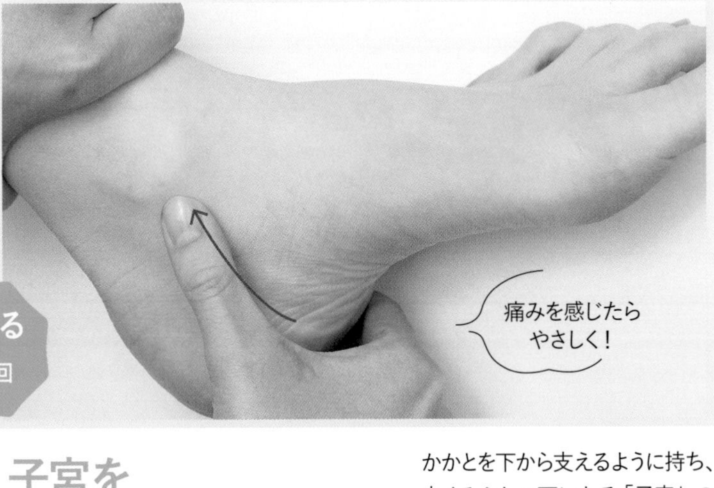

さする
3回

2 子宮をさする

かかとを下から支えるように持ち、内くるぶしの下にある「子宮」のゾーンに親指をあてます。親指を下から上へしごくように、「子宮」のゾーンを3回さすりましょう。

右足も同様に行う

不調改善ゾーンセラピー
08

腰の不調

腰痛

足の内側面を触って痛みや違和感のある人のほとんどは、慢性的な腰痛症状を感じています。「腰椎・胸椎」のゾーンを刺激して痛みの強い人は、やさしくさすってあげましょう。

足の内側面

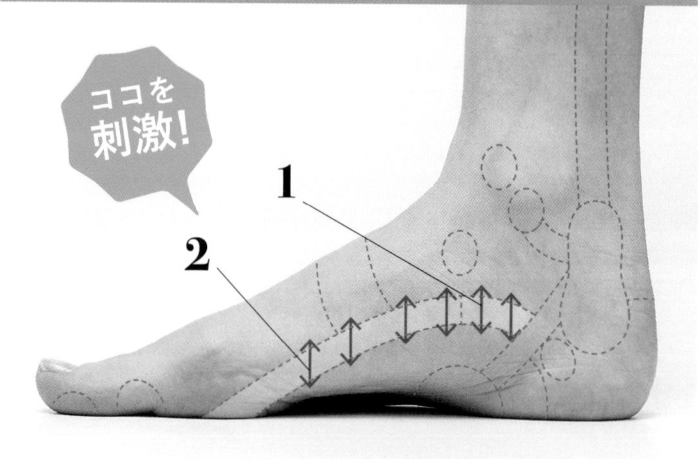

Check & Try! こんな足相が表れていたら刺激しよう！

1 腰椎のゾーン　2 胸椎のゾーン

- ☑ 腫れている
- ☑ しわが多い
- ☑ 刺激すると痛みを感じる

How to

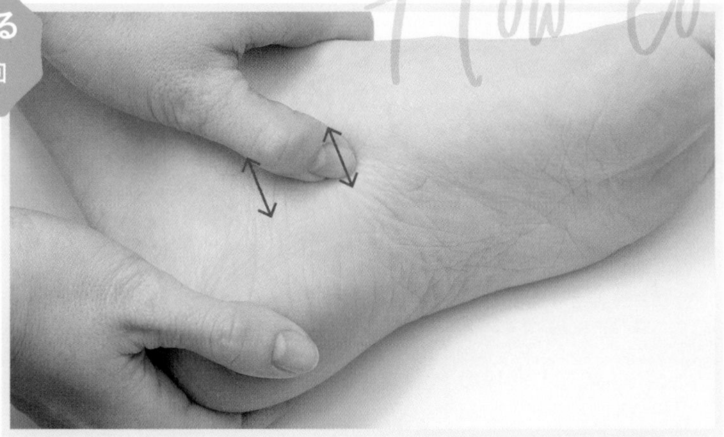

左足からSTART

1 腰椎をさする

足の内側面にある「腰椎」のゾーンに親指の腹をあてます。親指を上下に動かしながら、足の内側面にある「腰椎」のゾーンを3回さすりましょう。

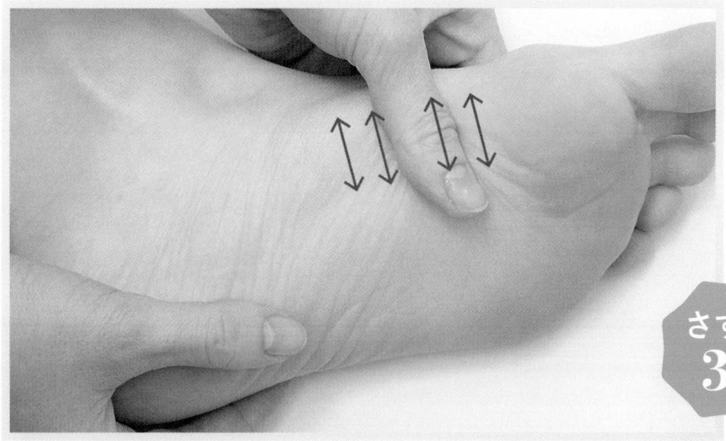

2 胸椎をさする

右足も同様に行う

左足の内側面を上に向けて足を倒し、左手の親指を「胸椎」のゾーンにあてます。親指を上下に動かしながら、足の内側面にある「胸椎」のゾーンを3回さすりましょう。

不調改善ゾーンセラピー
09

頭の不調

片頭痛

昨今の激しい気候の変化が原因で、気圧によって不調を感じる
気象病による片頭痛が増えています。痛みを感じる前に
親指と薬指の「前頭洞」のゾーンを刺激しましょう。

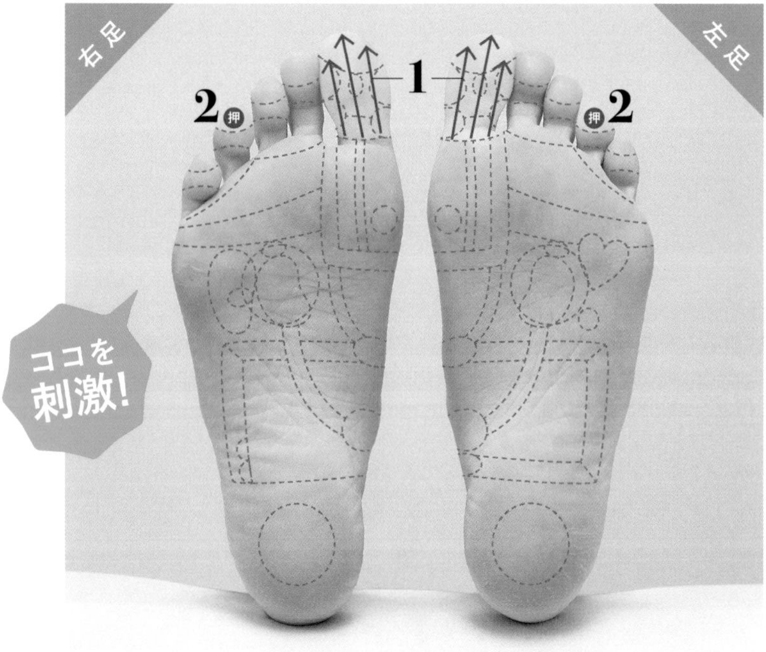

Check & Try! こんな足相が表れていたら刺激しよう！

1 脳に関わるゾーン　2 前頭洞のゾーン（薬指のみ）

- ☑ 親指が反っていたり、内側に曲がっている
- ☑ 親指の大きさが左右で違う、根元にしわがある
- ☑ 指が腫れぼったい

←左足からSTART

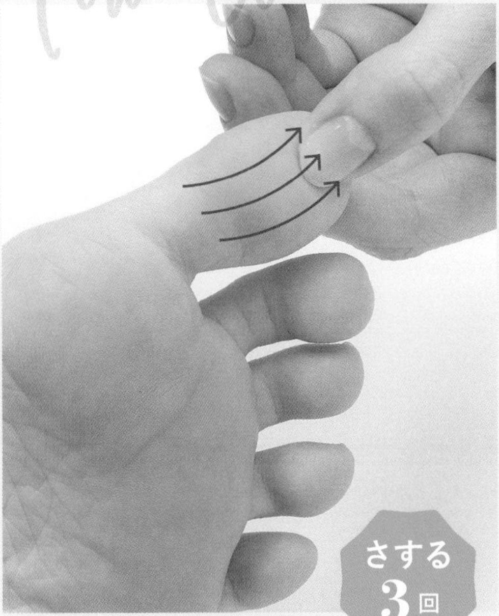

さする
3回

1
親指の腹全体をさする

左足の親指を利き手の親指と人さし指でつかみます。手の親指で足の親指全体を下から上に強めに3回さすりましょう。

2
薬指を押す

利き手の親指と人さし指で左足の薬指をつかみます。親指の腹を押し込むように、息を吐きながらゆっくりと3回押しましょう。

押す
3回

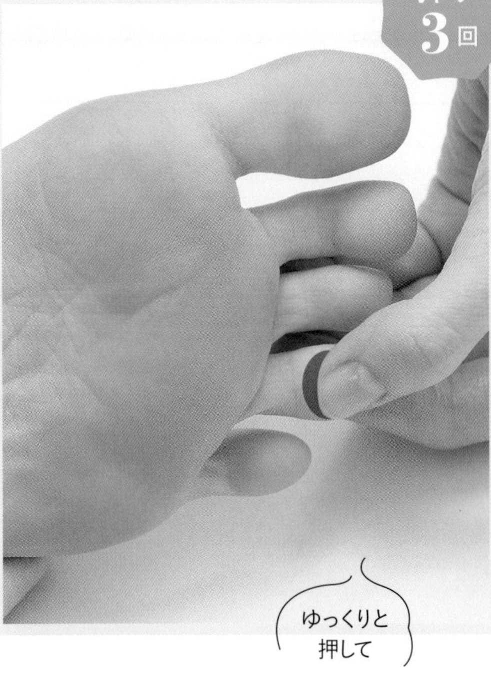

ゆっくりと
押して

右足も同様に行う

不調改善ゾーンセラピー
10

睡眠の不調

不眠

疲労を回復し免疫力を高めるためには、質のよい睡眠は不可欠。
足先をほぐして脳の緊張をゆるめるマッサージをバスタイムの
習慣にすれば、寝つきがよくなり、深い睡眠を得られます。

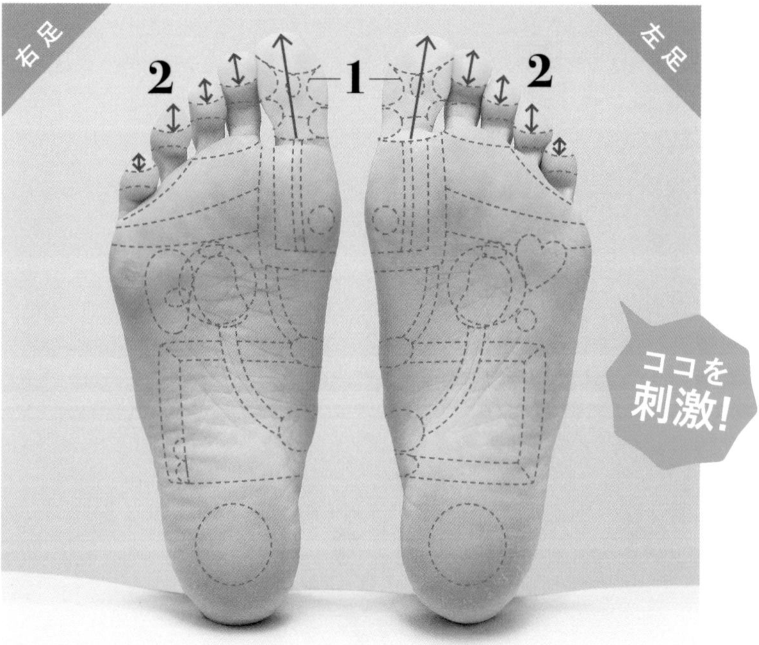

Check & Try! こんな足相が表れていたら刺激しよう！

1 視床下部、小脳・脳幹のゾーン　**2** 前頭洞のゾーン

- ☑ **指先の皮が**むけていたり、ふやけている
- ☑ **指先に**角質**がついている**
- ☑ **親指が**腫れている

How to

左足からSTART

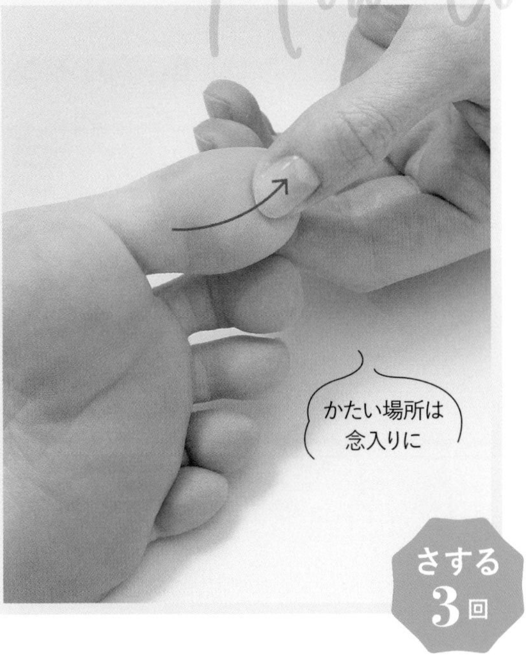

1

親指を さする

利き手の親指と人さし指で左足の親指をつかみます。手の親指を下から上に動かしながら、親指全体を3回強めにさすりましょう。

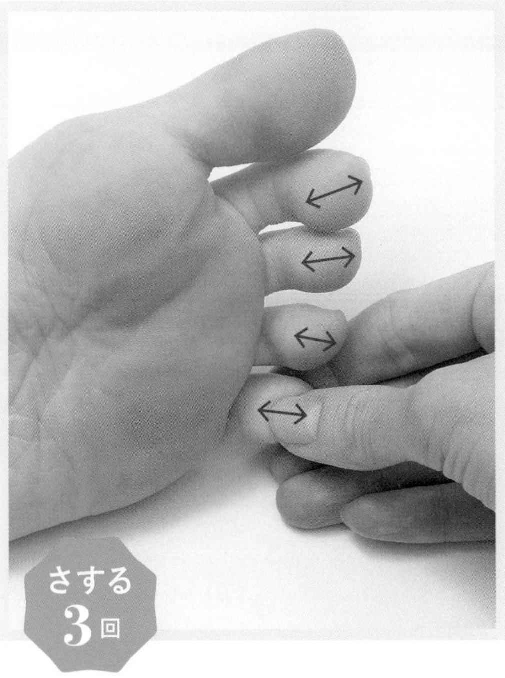

2

前頭洞を さする

左足の人さし指を利き手の親指と人さし指でつかみます。指先にある「前頭洞」のゾーンを人さし指から小指まで、各指3回ずつ上下に強めにさすりましょう。

右足も同様に行う

不調改善ゾーンセラピー 11

免疫の不調

アレルギー

親指の外側面に角質がついていたり、足の甲がむくんでいると、
アレルギー症状で悩んでいる場合が少なくありません。
「胸部リンパ腺」と「胸部」のゾーンを刺激してリンパを流しましょう。

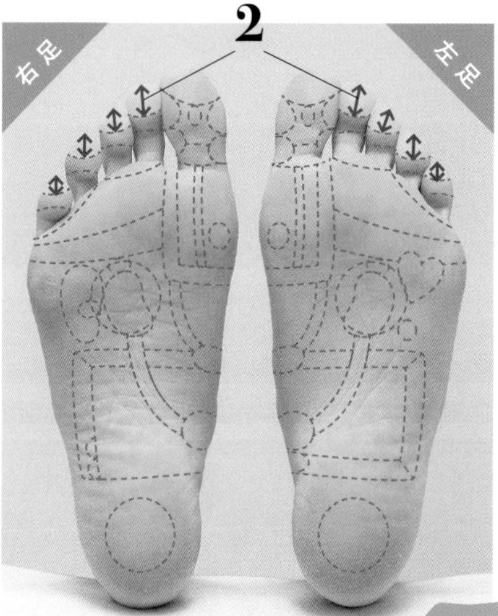

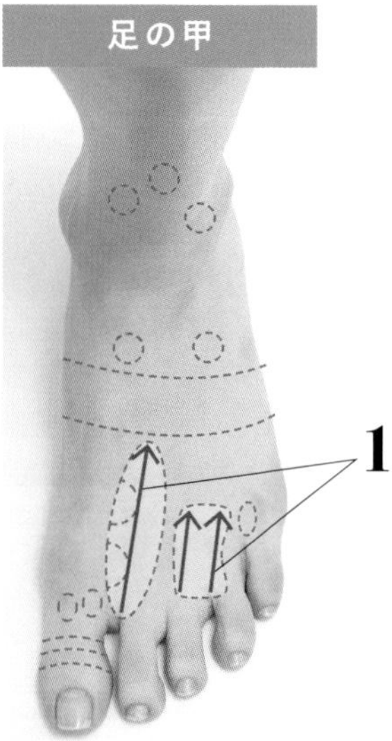

ココを刺激!

Check & Try! こんな足相が表れていたら刺激しよう!

1 胸部リンパ腺と胸部のゾーン

- ☑ 足の甲を押すと痛い
- ☑ 足の甲の皮膚が荒れている

2 前頭洞のゾーン

- ☑ 足の甲がむくんでいる
- ☑ 指先に角質がついている

How to

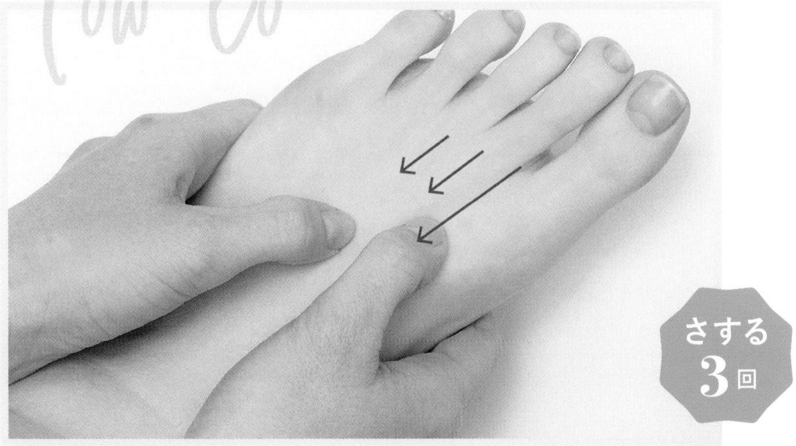

左足からSTART

1 胸部のリンパ腺と胸部をさする

足の甲を両手でやさしくつかみ、親指の腹を「胸部のリンパ腺」と「胸部」のゾーンに押しあてます。指の根元から足の甲の真ん中に向かって、2つのゾーンを中心に圧を加えながら3回さすります。

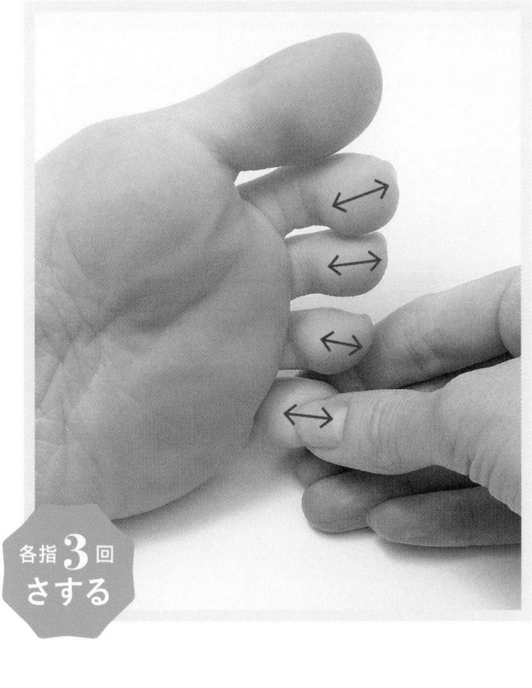

2 前頭洞をさする

左足の人さし指を利き手の親指と人さし指でつかみます。指先にある「前頭洞」のゾーンを人さし指から小指まで、各指3回ずつ上下に強めにさすりましょう。

右足も同様に行う

不調改善ゾーンセラピー
12

心の不調

イライラ

心の不調は、エネルギーをためこんでいる場合と不足している場合の
2つがあります。イライラするのはエネルギーをためこんでいるから。
エネルギーを鎮めるために、「肝臓」と「腸全体」のゾーンをさすります。

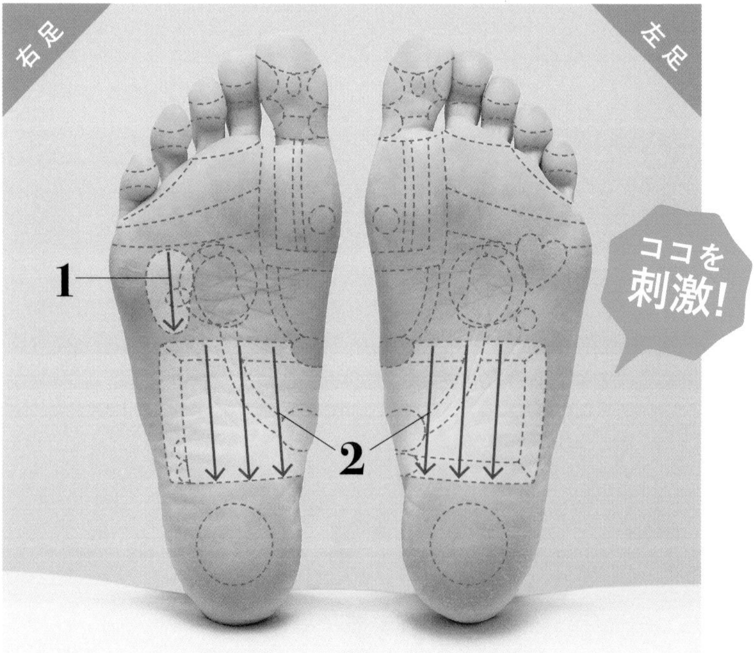

Check & Try! こんな足相が表れていたら刺激しよう！

1 肝臓のゾーン　2 腸全体のゾーン

- ☑ 左右の足の形が違う
- ☑ 足がゴツゴツしている
- ☑ 足を押すと痛みがある

How to

1

肝臓（右足のみ）を押す

指角（P45）をつくり、右足の薬指と小指の延長線上にある「肝臓」のゾーンに人さし指の第二関節をあてます。「肝臓」のゾーンを上から下へ3回さすりましょう。

※肝臓のゾーンは
右足にしかありません

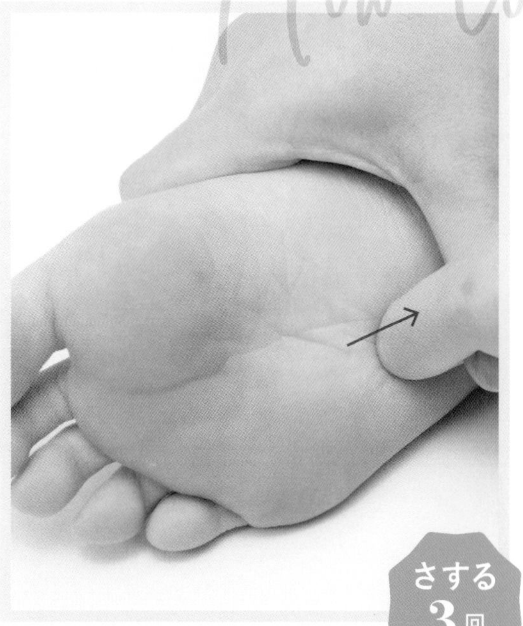

さする3回

さする3回

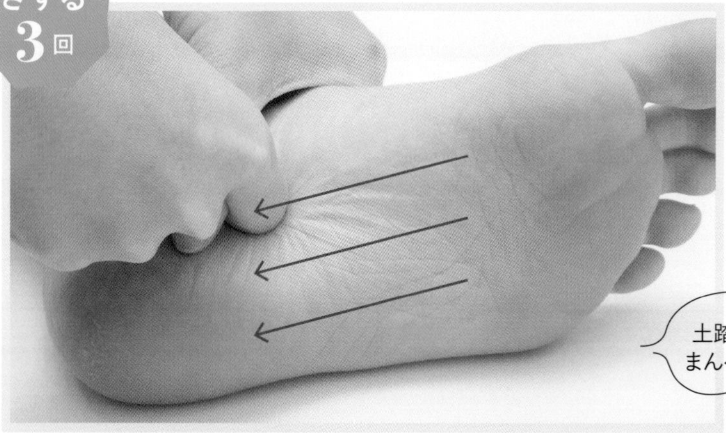

2

土踏まずをさする

右足も同様に行う

指角（P45）をつくり、左足の「小腸」「大腸」のゾーンが集まる土踏まずに人さし指の第二関節をあてます。人さし指を上から下に動かして、土踏まずを3回さすりましょう。

不調改善ゾーンセラピー 13

心の不調

気分の落ち込み

やる気がなく、気持ちがうつ傾向にある人は、体のエネルギー自体が落ちています。「横隔膜」のゾーンを刺激して、呼吸を深めるとエネルギーが補充され元気がでてきます。

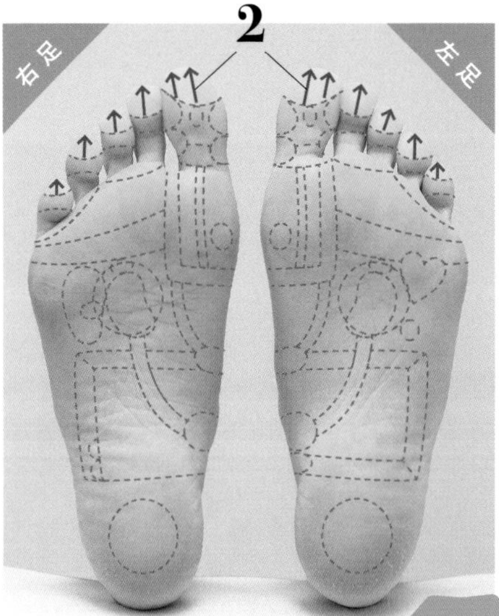

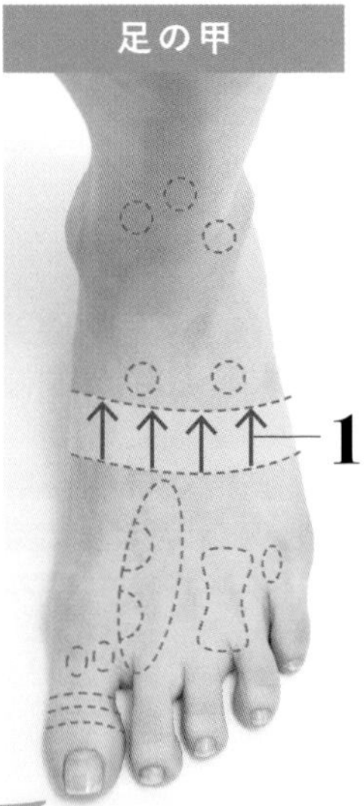

ココを刺激!

Check & Try! こんな足相が表れていたら刺激しよう!

1 横隔膜のゾーン　**2** 前頭洞のゾーン

- ☑ 土踏まずがなく、偏平足
- ☑ 足裏の色が白い
- ☑ 足の指が細い

How to

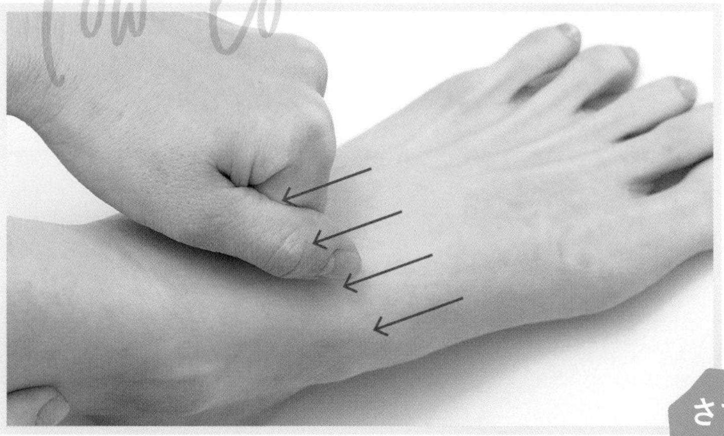

さする3回

↑ 左足から**START**

1 横隔膜をさする

手を軽く握り、足の甲にある「横隔膜」のゾーンにあてます。手を上から下に動かしながら3回さすりましょう。

2 前頭洞をさする

各指3回さする

利き手の親指と人さし指で左足の親指の先をつかみます。親指の腹で指先にある「前頭洞」のゾーンを3回さすりましょう。5本の指すべて同様に。

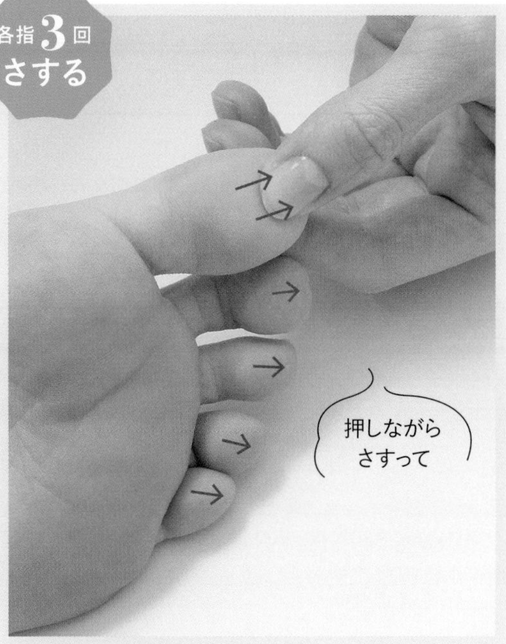

右足も同様に行う

不調改善ゾーンセラピー 14

神経の不調

神経痛

末梢神経が刺激されることで、ピリピリとした痛みやしびれを感じる神経痛。特に多いのが腰や脚に症状が出る坐骨神経痛です。すねの両側を刺激しつつ、体を冷やさないように気をつけて。

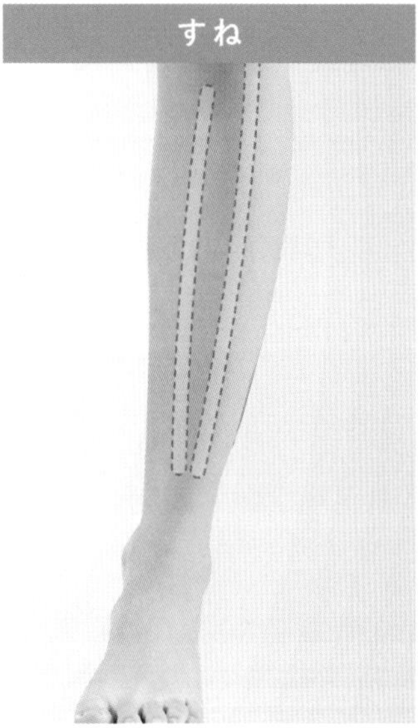

Check & Try!

こんな足相が表れていたら刺激しよう！

坐骨神経のゾーン

- ☑ 体の割に足の甲が薄い
- ☑ 足が冷えている
- ☑ 足の外側が張っている

How to

→ 左足からSTART

坐骨神経をさする

左脚の内くるぶしの上に左手の親指を、外くるぶしの上に残りの4指をあてます。脚をつかむようにして、すねの骨の両側にある「坐骨神経」のゾーンを下から上に3回さすりましょう。

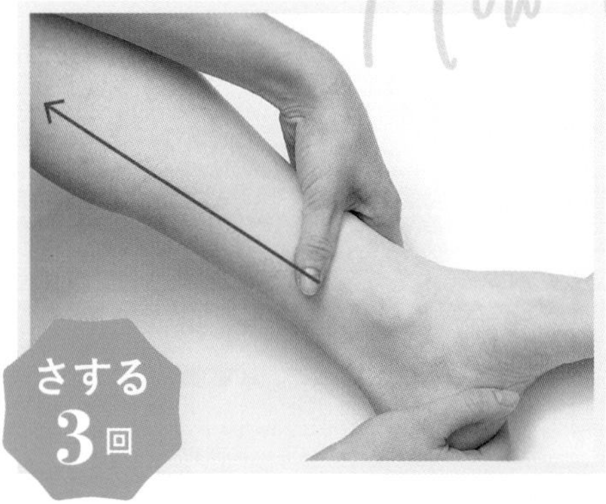

右足も同様に行う

CHAPTER

4

毎日のケアで将来の不安を軽くする

未病のための ゾーンセラピー

最近、何となく体がだるい、疲れやすい、体が冷える、
と感じていませんか？　それは体の注意信号かもしれません。
ゾーンセラピーを続けて
病気として表れる前の「未病」のうちにケアしましょう。

疲れがとれない、調子が悪いは『未病』の始まりです

忙しい日々を送りながら年齢を重ねる人や、糖尿病や高血圧の症状を抱える家系の人は、どうしても生活習慣病のリスクが高くなります。今現在は、健康診断の結果は悪くないかもしれません。でも、疲れやすい、眠れないなどの体の不調がずっと続いているようなら、それは体からの注意信号なのです。

「病気ではないけれど健康ではない状態」をゾーンセラピーでは「未病」と呼んでいます。「健康です」と胸を張って言えない、何かしらの自覚症状や不安があるのが「未病」の状態なのです。未病の症状は人によってさまざまですが、少しでも調子がよくないと感じたら、それは未病の始まりだと言えます。

これまでに30万人以上の足裏を診させていただいた中で、前回よりも親指が大きく腫れている、足裏の色が赤紫色のまだら色になっているなどの変化に気づき、病院での検査をおすすめしたケースが何度となくありました。健康診断を受診された結果、

異形成と呼ばれる前がん状態や脳疾患、心臓疾患が見つかった場合もありましたし、幸いなことに何も問題はなくても、ご家族にがんの方がいらしたり、高血圧や糖尿病の家系であることがわかった方もいらしたのです。

足相からひと目でわかることもありますが、多くは以前と足裏がどう変わっているかの違いでわかります。そして変化はセラピストよりも、毎日足相を観察し、足裏を触ることができるみなさんのほうが気づきやすいのです。その変化に気づくことができれば、気になる病気を未病の段階で防ぐことができます。すでに自覚症状があるならまず病院の検査を！　そして毎日足相を観察して、ゾーンセラピーを行いましょう。

未病を防ぐ ためにできること

1 バランスのとれた食事

私たちの体は、これまでに食べたものでできています。栄養バランスのとれた食事をゆっくり時間をかけて食べ、できるだけ腹八分目に抑えましょう。特に体調を整えるには、旬の食材を使った料理がおすすめです。

2 良質な睡眠

良質な睡眠は元気の源。寝ている間に細胞を修復しながら、疲れを回復しています。そのため睡眠不足は未病の大敵。できれば7〜8時間の睡眠をとり、深い睡眠がとれるように就寝前にはリラックスした時間を。

3 適度な運動

適度な運動は生活習慣病の予防に不可欠です。筋肉量を増やして代謝を上げれば免疫力もアップ。運動する時間がとれない人は、入浴後や仕事の休憩中などにストレッチを行ったり、歩く時間を増やしましょう。

気になる病気のサインが足裏に

未病症例集

糖尿病や高血圧、心臓疾患、認知機能の衰えの傾向がある方の
足裏には特徴的なサインが表れています。
自分の足裏と見比べながら、じっくり観察してみましょう。

症例1／糖尿病になりやすい人の足

「胃」や「食道」など消化器系のゾーンにあるしわが深いのは、食べすぎているサイン。また、足の中央で外側面の色が赤くまだらになっている場合は、生活習慣病の未病のサイン。足の甲は全体的にむくんでいます。足全体から食べすぎによって、内臓への負担がかかっていることが読み取れます。

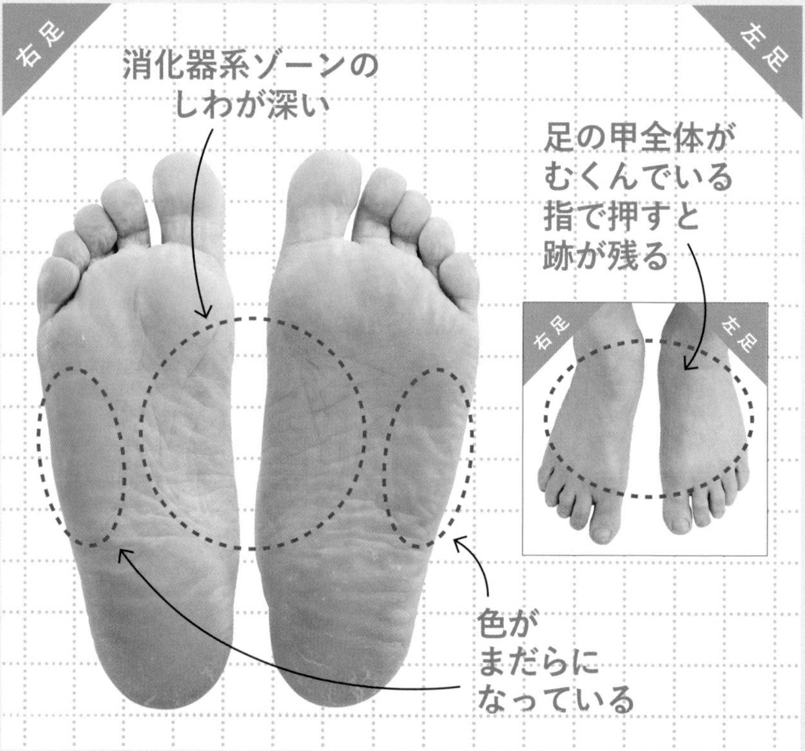

あてはまる人は P.92 へ

症例2／高血圧の可能性が高い人の足

高血圧の傾向にある人は、左足にある「心臓」のゾーンが赤く、血流が悪いために脳のゾーンが集まる親指全体が腫れぼったくなります。また、足の指先の皮むけや角質ができているのは、指先まで血流が巡っていないサイン。また、ひと目見て、足の甲や足裏の色が悪い場合も生活習慣病の可能性が高い人です。

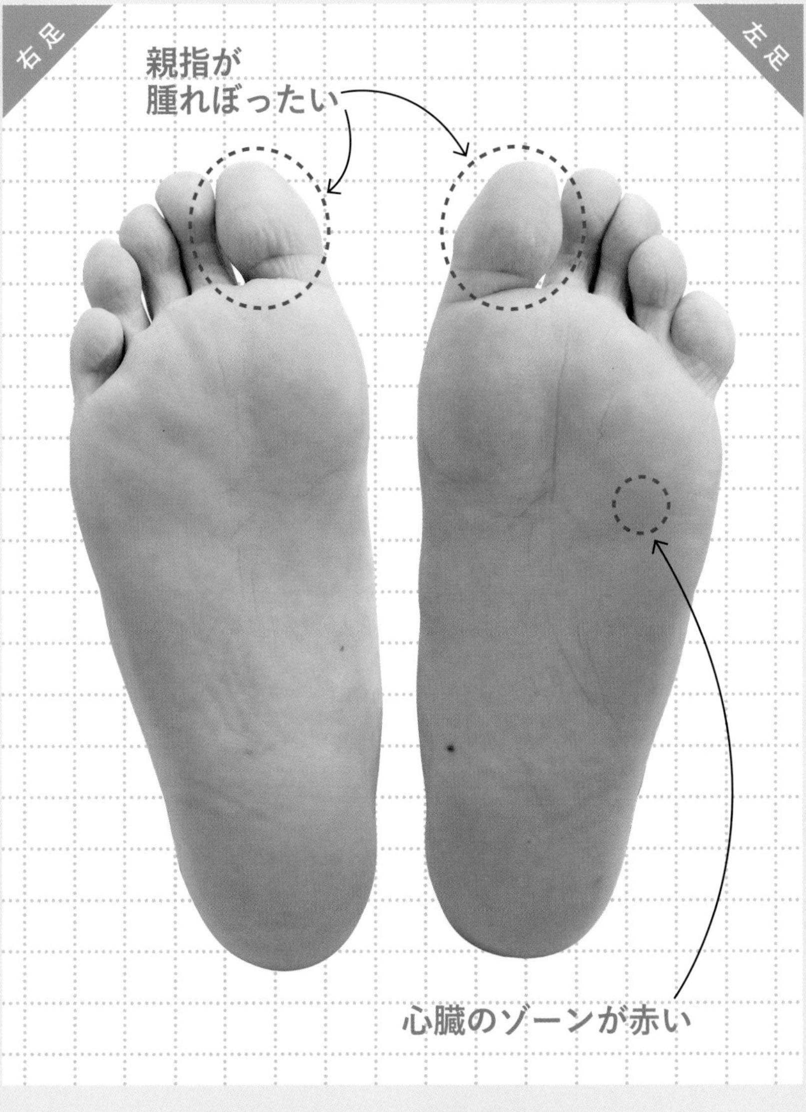

あてはまる人は P.94 へ

症例3／心臓疾患の傾向がある人の足

足の甲の色が悪く、皮膚が荒れているのが気になります。こういう足は生活習慣病の可能性があります。また、特に足の甲の血管が浮き出ているのは循環器系が弱いことを表しているので、心臓疾患が心配な足です。血管が浮き出て見えるのに、足の甲はむくんでいるので、血液やリンパの循環がうまくいっていないようです。

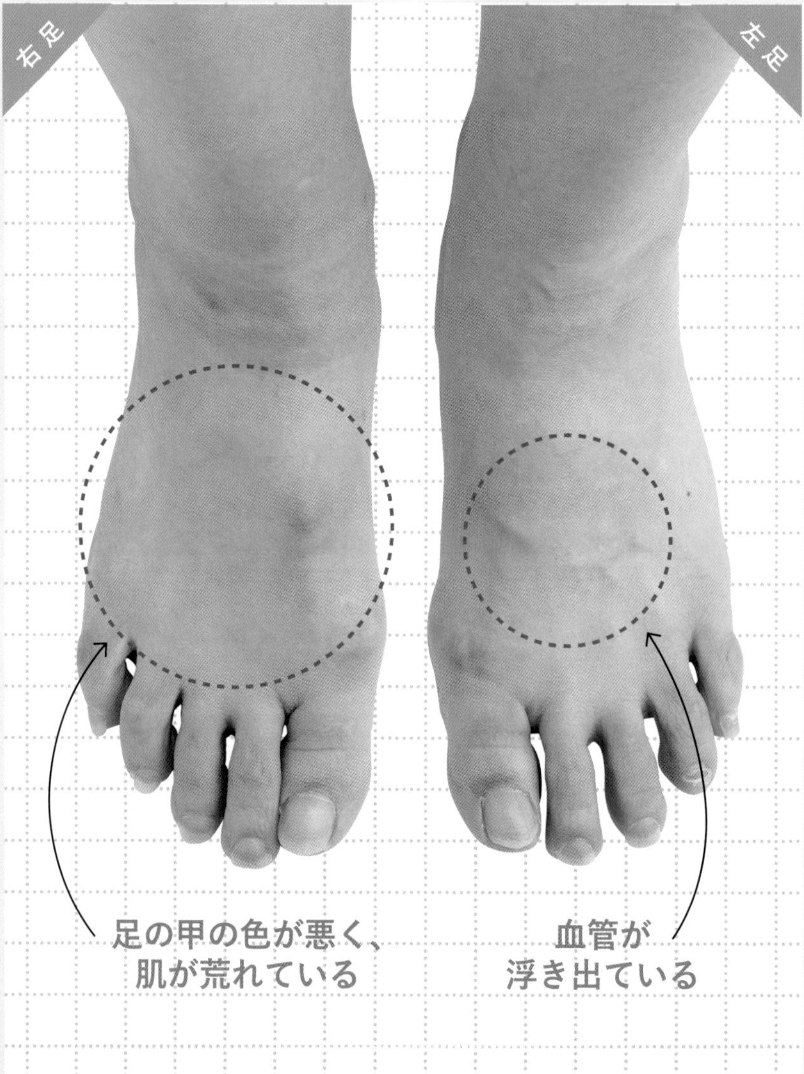

あてはまる人は **P.96** へ

症例4／認知機能の衰えがある人の足

認知機能が衰えている傾向の人の足は、「脳」のゾーンが集まる親指が腫れたように赤くなって角質がたまり、親指以外の4指は小さく短くなり、指と指の間が広がったように見えます。また、足幅も横に広がっています。足裏の色がうっ血したような赤い色になっているのは、血液の循環がうまくいっていないサインです。

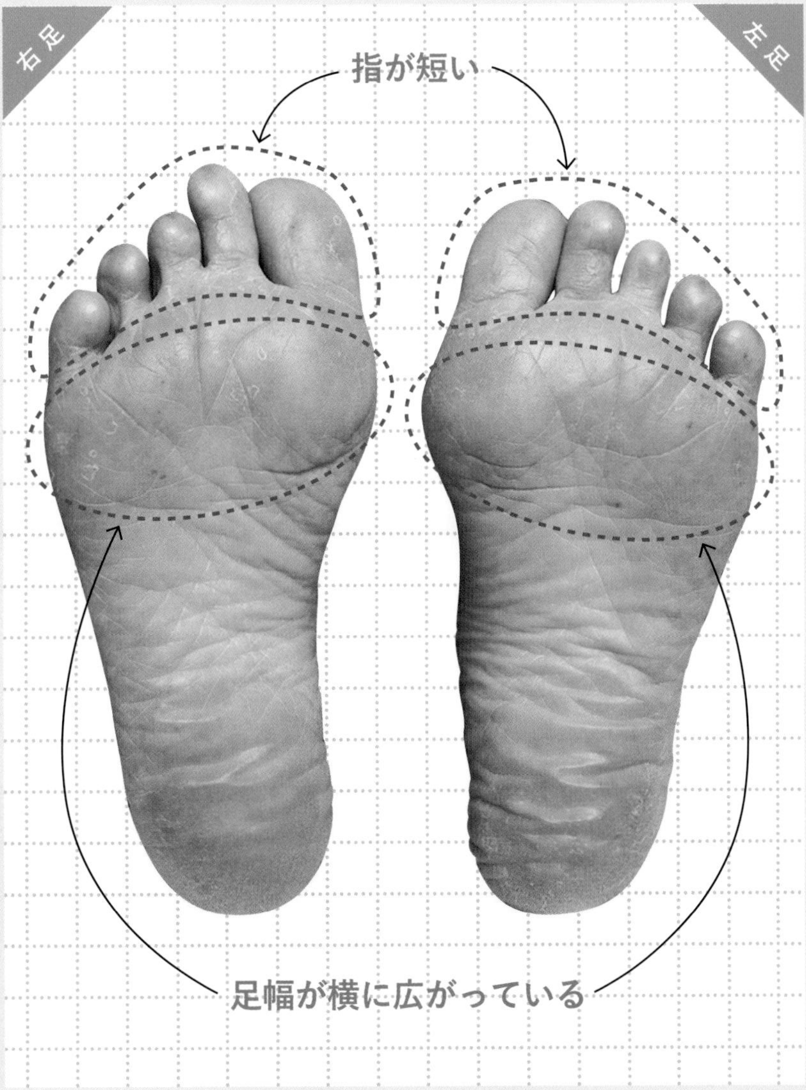

あてはまる人は P.98 へ

未病ゾーンセラピー

01

予防したい未病

糖尿病

健康診断の数値が注意信号を示しているなら、足相も
併せてチェックすると、足色や肌質、においに変化があるかも。
「膵臓」のゾーンを押してインシュリンのバランスを整えます。

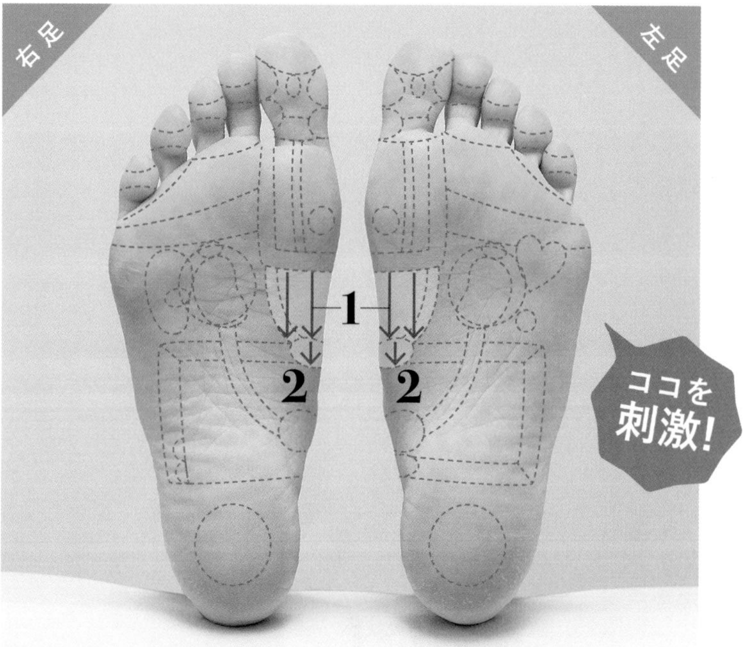

Check & Try! こんな足相が表れていたら刺激しよう！

1 胃・十二指腸のゾーン　2 膵臓のゾーン

- ☑ 足裏全体がカサカサしている
- ☑ 角質が多い
- ☑ 消化器系ゾーンにしわがある
- ☑ 色がまだらになっている
- ☑ 足が甘ったるいにおいがする
- ☑ 足の甲全体がむくんでいる

How to

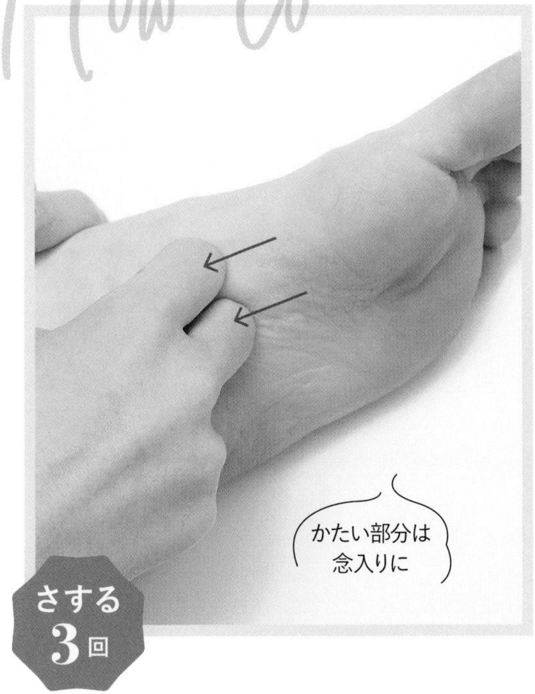

← 左足**からSTART**

1 胃・十二指腸をさする

軽く手を握り、人さし指と中指の第二関節を母指球の下にある「胃」「十二指腸」のゾーンにあてます。圧を加えながら上から下に指を動かして、しごくように3回さすりましょう。

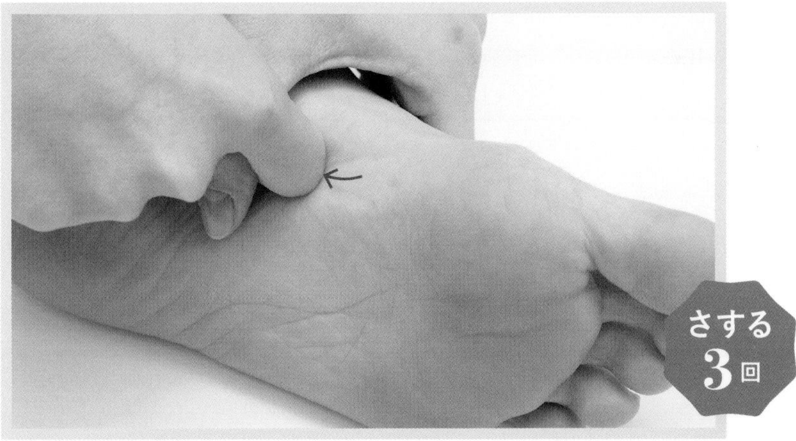

2 膵臓を押しさする

指角（P45）をつくり、足の内側面で土踏まずの真ん中あたりにある「膵臓」のゾーンに人さし指の第二関節をあてます。上から下へ圧を加えながら3回押しさすりましょう。

→ 右足**も同様に行う**

未病ゾーンセラピー
02

予防したい未病

高血圧

血圧の数値が高くなってきたら、高血圧予防のゾーンセラピーを。
ほかの指に比べて親指が赤く腫れていると感じたら要注意。
脳のゾーンである親指をほぐすだけでも効果的です。

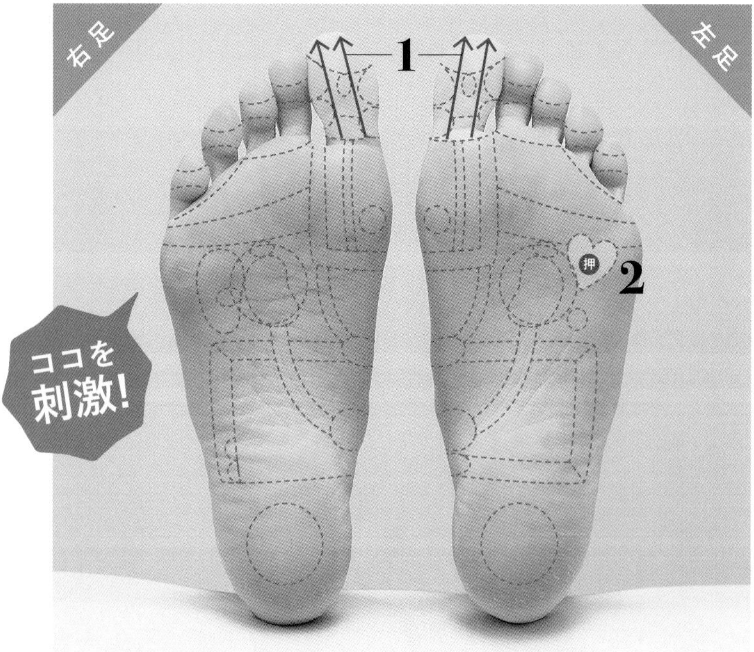

Check & Try!

こんな足相が表れていたら刺激しよう！

1 脳に関わるゾーン　**2** 心臓のゾーン

- ☑ 親指を押すと痛い
- ☑ 親指が赤く腫れている
- ☑ ほかの指に比べて親指が大きい

→ 左足からSTART

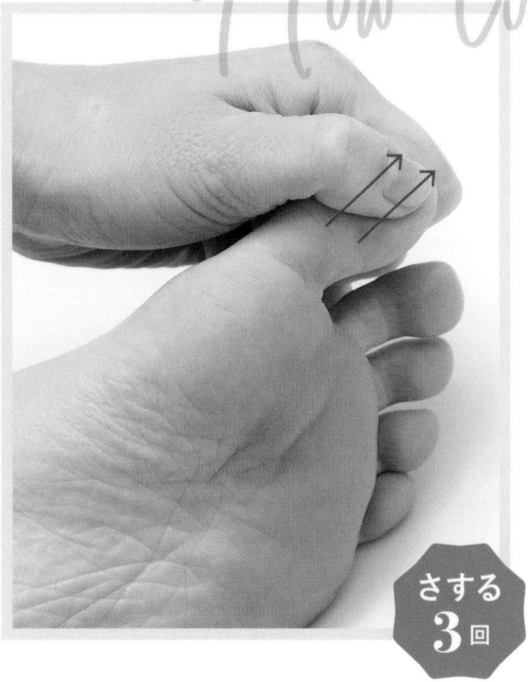

1

親指を さする

脳のゾーンが集まる親指を押しながら下から上にさすります。触るだけで痛い人は、やさしく刺激しましょう。3回さすります。

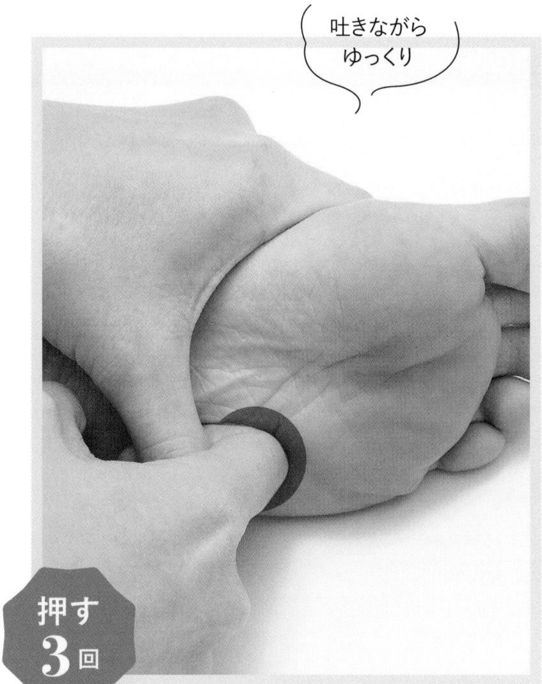

2

心臓を 押す

指角（P45）をつくり、左足の心臓のゾーンに人さし指の第二関節をあてます。圧をかけて、息を吐きながらゆっくりと3回押しましょう。

→ 右足は1のみ行う

※心臓のゾーンは
左足にしかありません

未病ゾーンセラピー

03

予防したい未病

心臓疾患

「心臓」に直接触れることはできませんが、第二の心臓と
言われる足裏を触ることはできます。足裏全体を刺激して、
全身の血流を促して、心臓疾患の不安を未然に防ぎましょう。

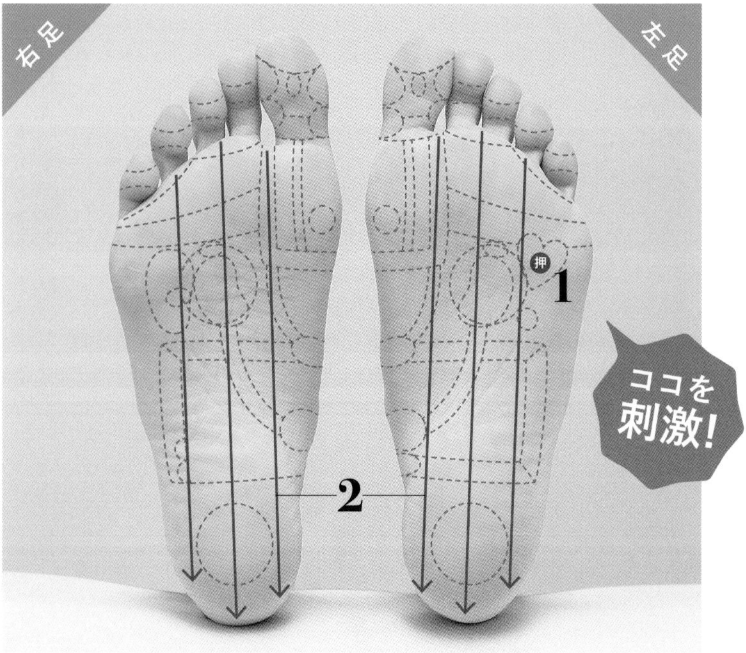

Check & Try! こんな足相が表れていたら刺激しよう!

1 心臓のゾーン　2 足裏全体

- ☑ 足の厚みが薄い
- ☑ 心臓のゾーンだけ腫れていて、少し触るだけで痛い
- ☑ 左右の足の色が違う

How to

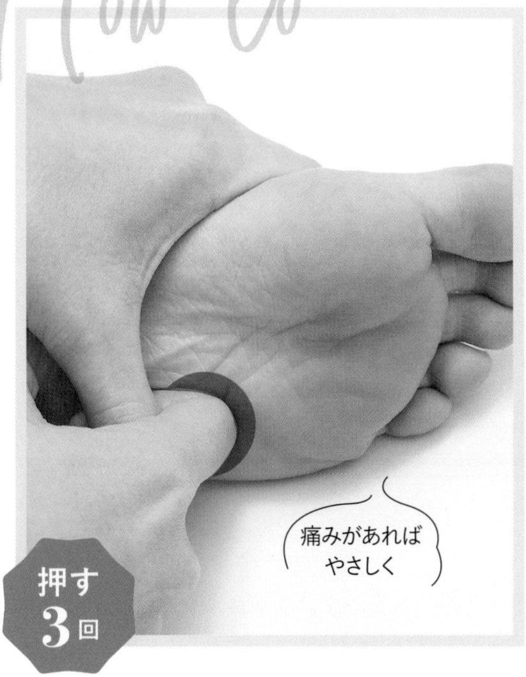

← 左足から**START**

1
心臓を押す

指角（P45）をつくり、人さし指の第二関節を左足の「心臓」のゾーンにあてます。体重をかけるように圧をかけて、息を吐きながらゆっくりと3回押しましょう。

※心臓のゾーンは
左足にしかありません

2
足裏全体をさする

軽く手を握り、親指以外の4指の第二関節を足裏にあてます。指の根元からかかとに向かって、足裏全体を強めの力で3回さすりましょう。

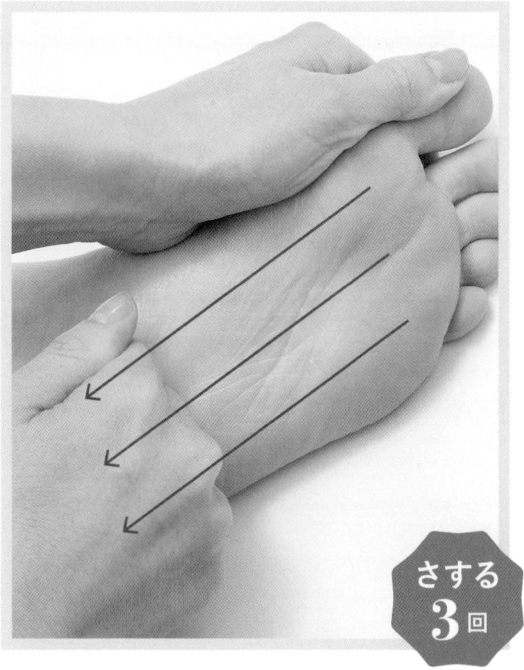

右足**も同様に行う**

未病ゾーンセラピー

04

予防したい未病

認知機能の低下

寿命が長くなり認知機能の低下で悩む人や家族が増えています。
足相に足の指の変化が表れたら
認知機能の低下に多い足のサインかも。三半規管のゾーンをほぐしましょう。

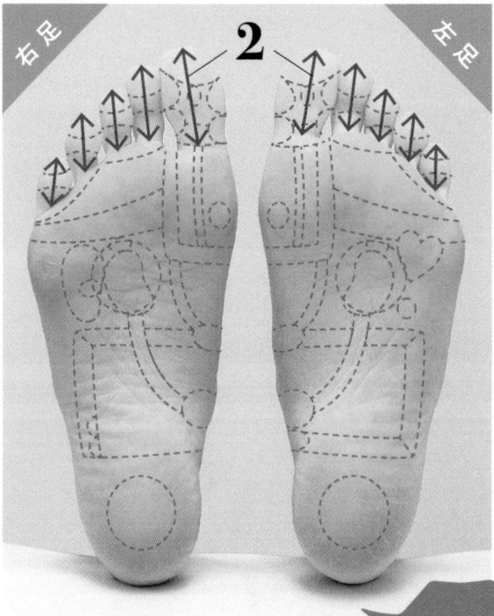

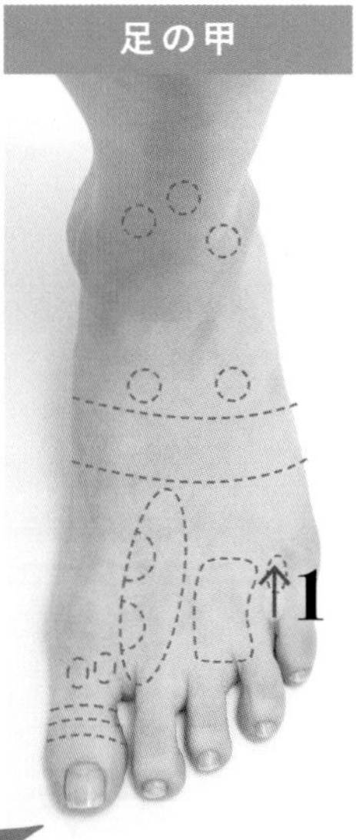

ココを刺激!

Check & Try! こんなの足相が表れていたら刺激しよう！

1 三半規管のゾーン　**2** 指全体

- ☑ 指が短くなってきた
- ☑ 指が細くなってきた
- ☑ 足の甲がむくむ
- ☑ 足の甲のしわが増えた

How to

左足からSTART

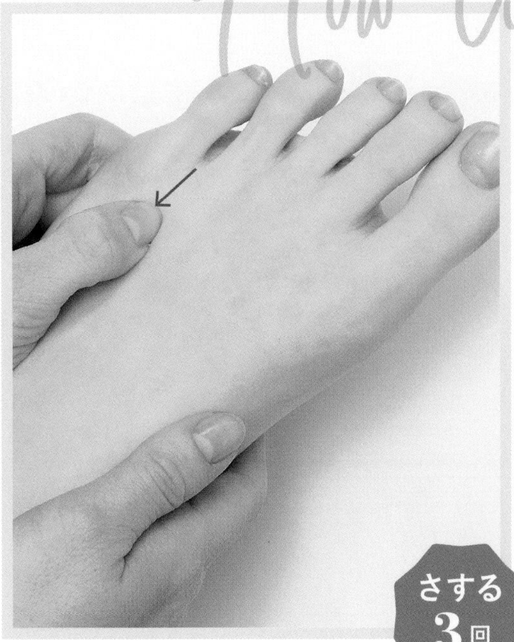

1
三半規管を上から下にさする

両手で左足を支え、左手の親指を小指と薬指の間にある「三半規管」のゾーンにあてます。親指の腹に圧をかけるように息を吐きながら、3回上から下にさすります。

さする
3回

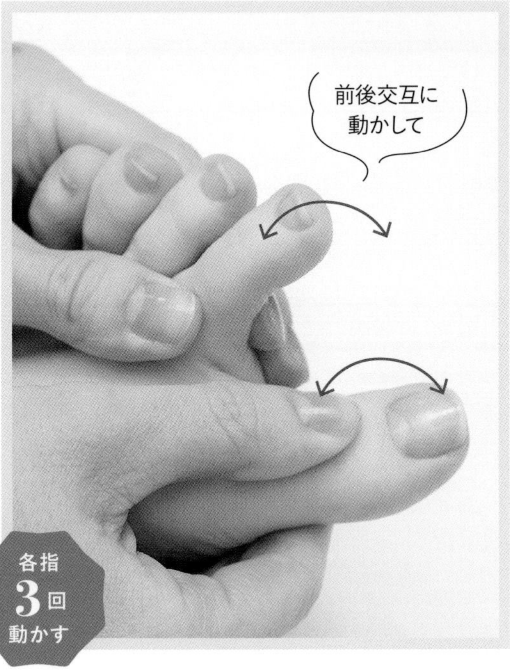

各指
3回
動かす

2
足の指全体を刺激する

両手で足の指をつかみ、指を前後交互に動かしながら、指のまたを開くように、足の指を動かします。つかむ指をずらしながら、親指から小指まで各指3回ずつ大きく動かしましょう。

右足も同様に行う

未病ゾーンセラピー
05

予防したい未病

異形成（前がん病変）

何より早期発見が大事な異形成（前がん病変）。特定のゾーンだけ大きな変化があったら要注意。気になったらまずは病院で検査を！普段から免疫力を高めるプログラムで強い体をつくりましょう。

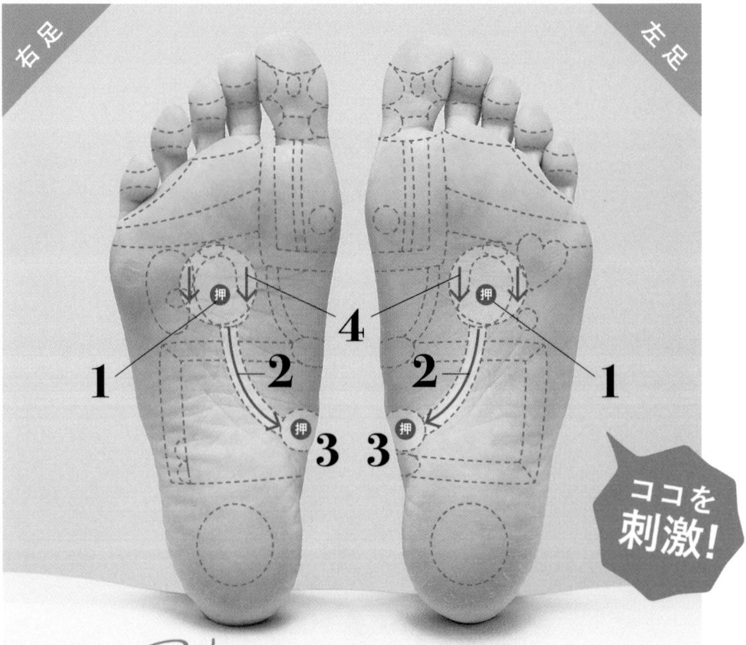

Check & Try! こんな足相が表れていたら刺激しよう！

1 腎臓　**2** 輸尿管　**3** 膀胱　**4** 腹腔神経叢のゾーン

- ☑ 異形成が気になるゾーンに角質や皮膚トラブルがある
- ☑ 異形成が気になるゾーンにふやけたような横しわが多い
- ☑ 足裏が赤紫色や黒っぽい
- ☑ 爪の形が悪い

あてはまる人はP.48の免疫力アップのプログラムを行う

CHAPTER

5

足裏からキレイをつくる

美容のための ゾーンセラピー

体を見なくても足裏を見るだけで、その人の体型がわかります。
肌や髪、太る原因まで表れているのが足裏。
足裏をマッサージすることで全身の血流を促しながら、
キレイを磨きましょう！

ダイエットも美肌も足裏からのアプローチで叶えられる

体型が丸くぽっちゃりと見える水太りタイプの人は、足もぷよぷよしています。脂肪がしっかりついた固太りタイプは、足も大きくてガッチリ。また、体重過多の人は、その重さで土踏まずがつぶれているので、足裏を見れば体型がだいたいわかります。

今の体型は食事や運動など生活習慣によってつくられたもの。加えて、内臓に何らかの不調があると太りやすくなったり、肌が荒れたりと、美容的な不調が表れます。

もっとキレイになりたい！　と思ったら、食事内容に気をつけ、適度に運動をしながら、同時に5章で紹介する美容のためのゾーンセラピーもぜひ行ってください。

左ページの症例のように重力の関係で余分な水分や老廃物がたまりやすい足裏の場合、マッサージすることで、体の毒素が排出されやすくなります。特に食べすぎてしまった日の夜には足裏の刺激を！　代謝を促して、食べたものをため込みづらい体に変えてくれますよ。

症例／水太りタイプの人の足

足の横幅が広く、ぷよぷよとやわらかそうな足をしているのが水太りタイプ。「大腸」や「小腸」のゾーンがある土踏まずにしわが交差し、足の甲がむくんでいます。各指先のすき間の幅がそれぞれ違ってバラバラなのも特徴のひとつです。足の甲をマッサージすることで、余分な水分を排出しやすい体にかわります。

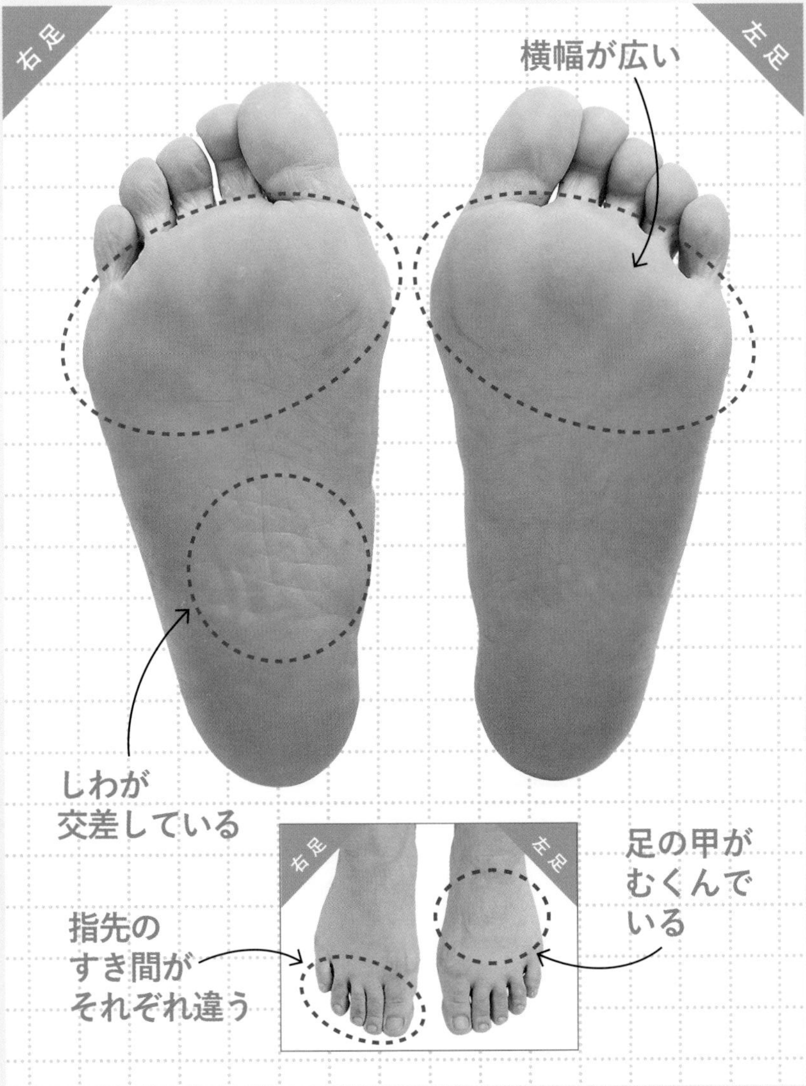

あてはまる人は P.104 へ

美容ゾーンセラピー

01

ダイエットの悩み

水太り

足にも水分が停滞しやすく、足の甲を押すと跡が残るのが水太りタイプ。
足の甲にある「リンパ腺」や「鼠径部」のゾーンを刺激して、
体にたまった余分な水分の排出を促しましょう。

ココを刺激!

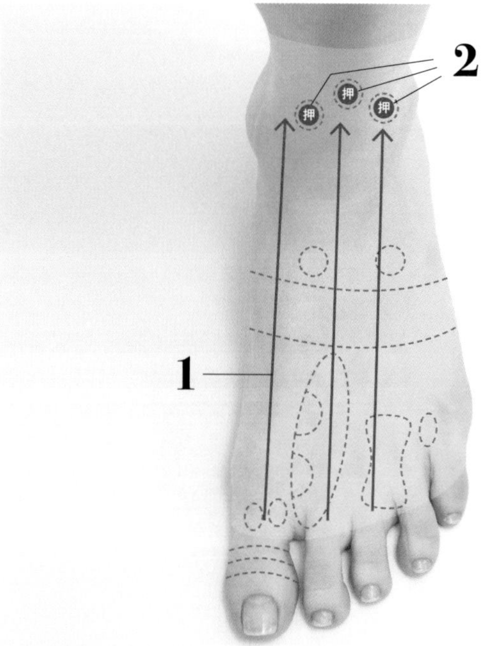

Check & Try! こんな足相が表れていたら刺激しよう!

1 足の甲全体　**2** 上半身のリンパ腺、下半身のリンパ腺、鼠径部のゾーン

- ☑ 触るとぷよぷよしている
- ☑ 足の幅が広い
- ☑ 足の甲がむくんでいる
- ☑ 土踏まずにしわが交差している
- ☑ 指先のすき間が違う

How to

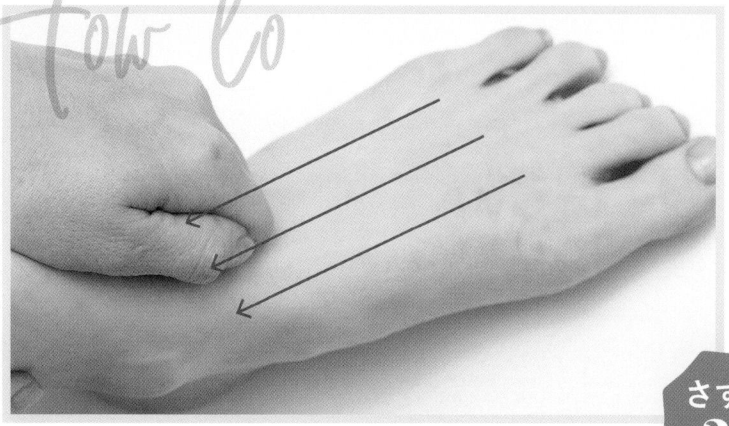

さする
3回

↑ 左足からSTART

1 足の甲全体をさする

手を軽く握り、親指以外の4指の第二関節を足の甲にあてます。指の根元から足首に向かって、足の甲を3回さすりましょう。

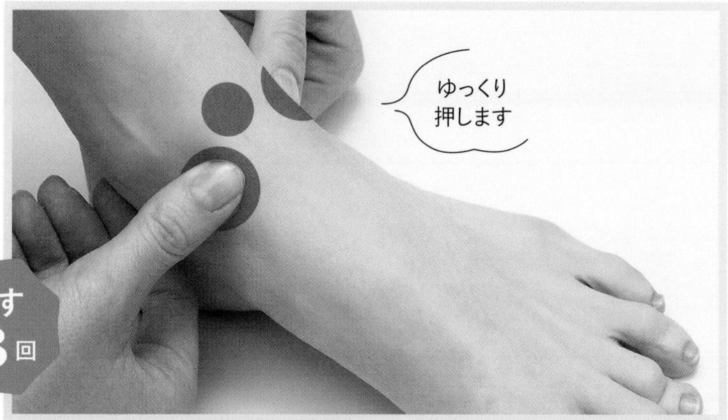

押す
各3回

2 上半身のリンパ腺、下半身のリンパ腺、鼠径部を押す

左手の親指を足首の外側にある「上半身のリンパ腺」のゾーンに、右手の親指を足首の内側にある「下半身のリンパ腺」のゾーンに、次に「鼠径部」のゾーンに親指を重ねてあてます。息を吐きながら3回押しましょう。

右足も同様に行う

美容ゾーンセラピー
02

ダイエットの悩み

脂肪太り

代謝が悪く、老廃物をため込みやすい脂肪太りタイプ。
肝臓のゾーンを押して代謝を促し、腸の調子を整えて、
老廃物を排出することで、燃焼しやすい体を目指します。

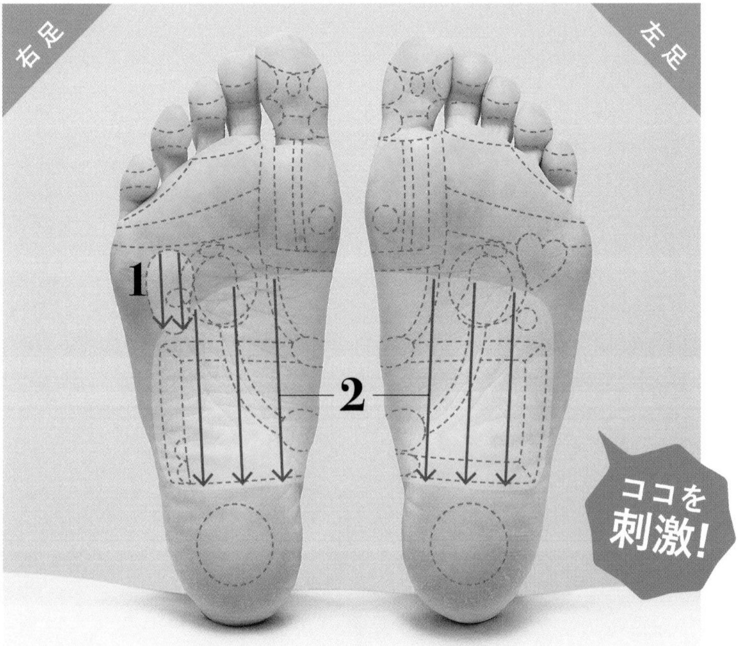

Check & Try! こんな足相が表れていたら刺激しよう！

1 肝臓のゾーン　2 大腸、小腸のゾーン

- ☑ 触るとガッチリしている
- ☑ 土踏まずがつぶれている
- ☑ 足裏の色が赤っぽい
- ☑ 足が四角い
- ☑ かかとの皮膚が厚い
- ☑ 消化器系のゾーンの色が悪い

How to

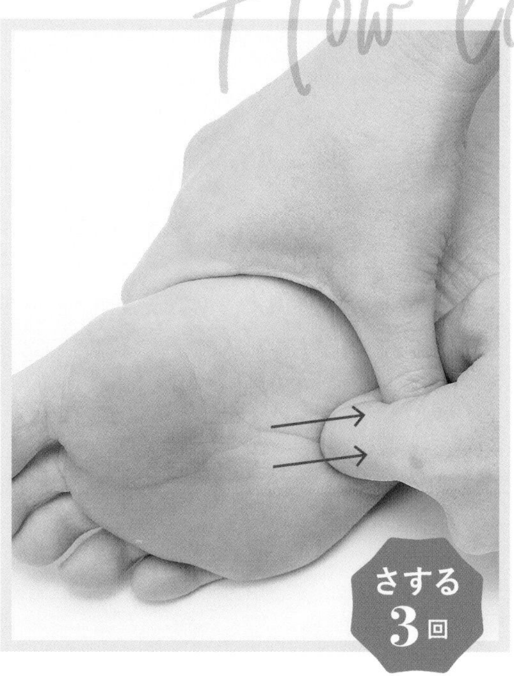

右足のみ行う

1

肝臓を さする

指角（P45）をつくり、右足の薬指と小指の延長線上にある「肝臓」のゾーンにあてます。上から下に3回さすりましょう。

※肝臓のゾーンは右足にしかありません

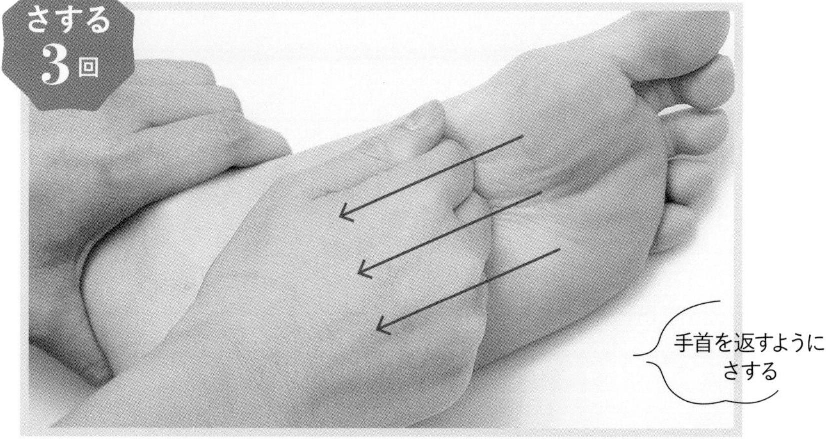

2

土踏まず全体を さする

手を軽く握り、左足の「大腸」「小腸」のゾーンが集まる土踏まずに親指以外の4指の第二関節をあてます。手首を返すようにしながら、土踏まずを3回さすります。

右足も同様に行う

美容ゾーンセラピー
03

髪の悩み

薄毛

出産後に髪が抜けるなど髪はホルモンの影響を大きく受けます。
またストレスなどの精神的な影響が髪に出ることも。
ホルモンと自律神経のバランスを整えて健康な髪に！

足の外側面

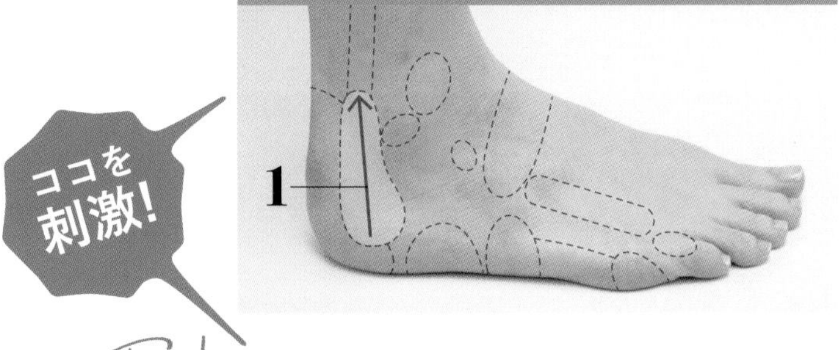

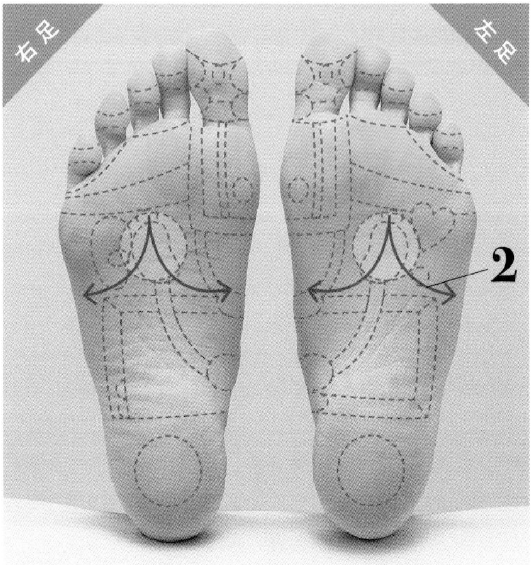

Check & Try!

こんな足相が表れていたら刺激しよう！

1 生殖腺のゾーン
2 腹腔神経叢のゾーン

- ☑ かかとがガサガサ
- ☑ かかとに角質が多い
- ☑ 足裏にしわが多い

How to

→ 左足からSTART

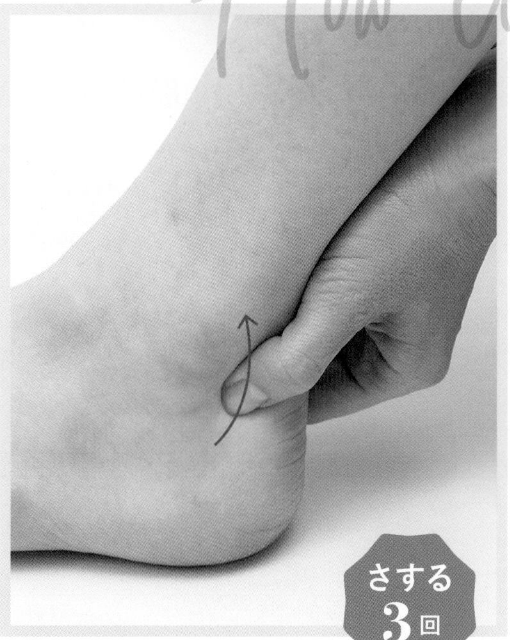

1

生殖腺をさする

左足の外くるぶしの下に左手の親指の腹をあてます。外くるぶしに沿って下から上へさすり上げるように「生殖腺」のゾーンを3回さすりましょう。

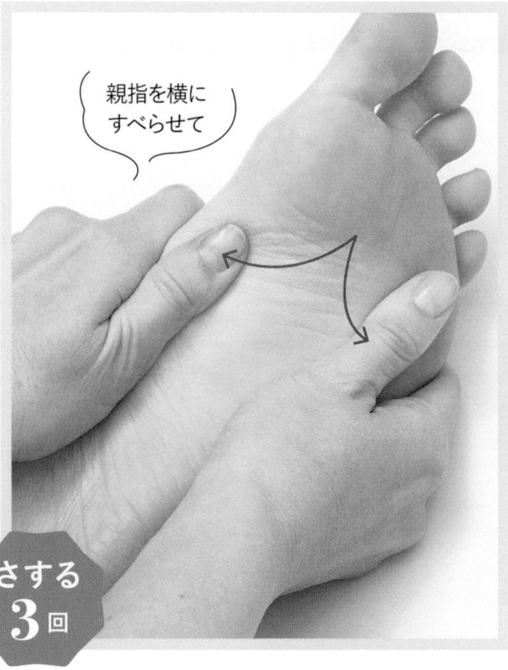

2

腹腔神経叢をさする

左足を両手でつかみ、足を横からつかんで、「腹腔神経叢」のゾーンに親指の腹をあてます。両手の親指を左右交互に動かしながら3回さすりましょう。

右足も同様に行う

美容ゾーンセラピー
04

肌の悩み

肌トラブル

便秘や下痢など腸の調子が悪いと肌トラブルが起こりやすくなります。特に便やガスなどの老廃物は左足の大腸部分にたまりやすいので、左足だけを刺激しましょう。

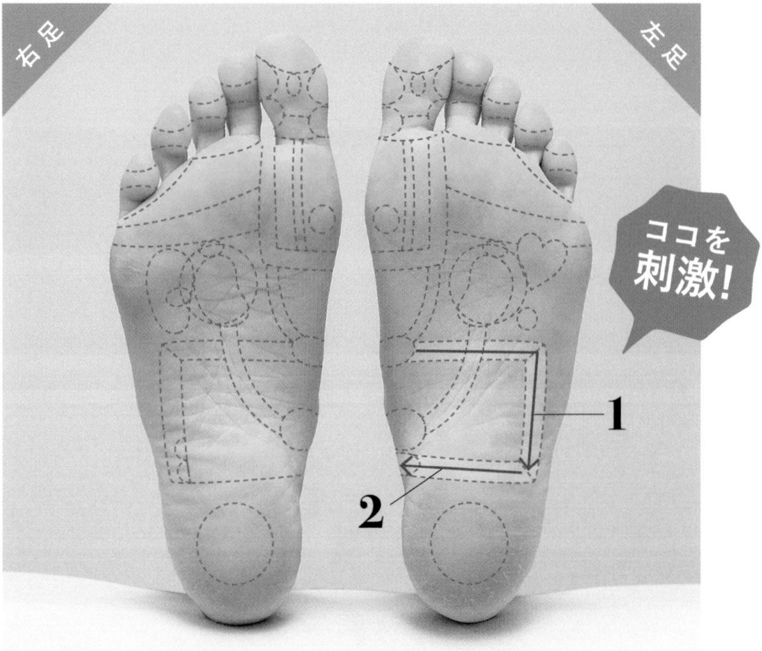

Check & Try! こんな足相が表れていたら刺激しよう！

1 横行結腸、下行結腸　2 S状結腸と直腸のゾーン

- ☑ 土踏まずの色が黄色っぽい
- ☑ 土踏まずにしわが多い
- ☑ 小腸のゾーンを押すと痛みがある

How to

さする
3回

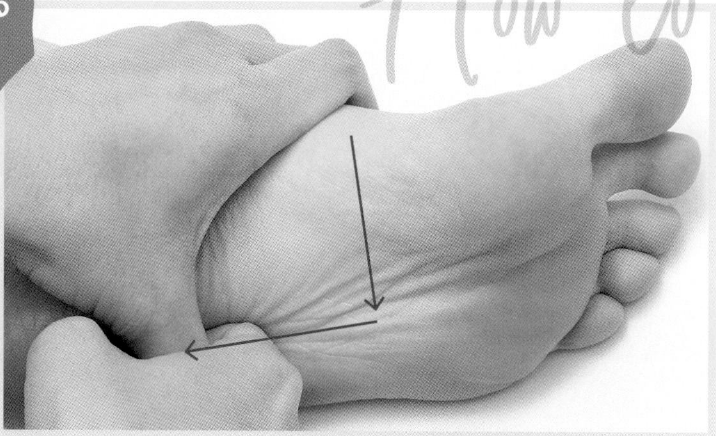

↑ 左足のみ行う

1 横行結腸、下行結腸をさする

指角（P45）をつくり、人さし指の第二関節を「横行結腸」のゾーンから「下行結腸」のゾーンにあてます。横からタテに指を動かして3回さすりましょう。

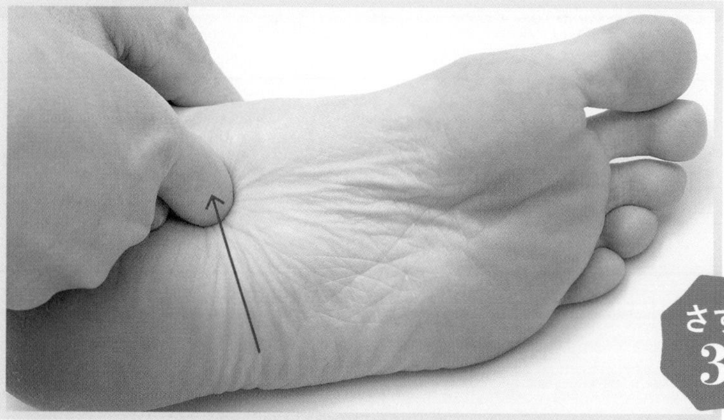

さする
3回

2 S状結腸と直腸をさする

1を行ったら指角を左足の内側面に向けて、「S状結腸」と「直腸」のゾーンを横に3回さすります。硬い部分があれば念入りにさすりましょう。

もっと知りたい！

ゾーンセラピーQ&A

マッサージをするタイミングは？　気をつけることは？　より効果を上げるために、行う前に知っておきたいポイントを紹介します。

Q マッサージをしてはいけないときは？

A 体調の悪いときは避けて

体調が悪い場合は、無理をして行わないようにしましょう。刺激するゾーンに傷やケガがある場合は、そこを避けて行います。また、腎臓や心臓に持病がある方は医師に相談のうえ行ってください。

Q いつ行うのがよい？

A 朝、起きてすぐやバスタイムに

足相は朝一番で見るのがもっとも特徴がわかりやすいと思います。朝起きて足を観察してそのままマッサージを行ってもよいですし、バスタイムに足を洗いながら行うのもおすすめ。いつ行うかより毎日続けることが大事です。

Q どれくらいの強さで行うといい？

A 痛気持ちいいくらいの力で

足裏の刺激は、はじめは痛気持ちよく、徐々に気持ちよく感じてくるのが正しい力加減です。痛みが強い場所は弱っているところなので最初はやさしく触りましょう。お風呂で体を温めてから行うと痛みがやわらぎます。

Q 手で押すのが面倒くさいときは

A めん棒を使って足裏をコロコロするのもアリ

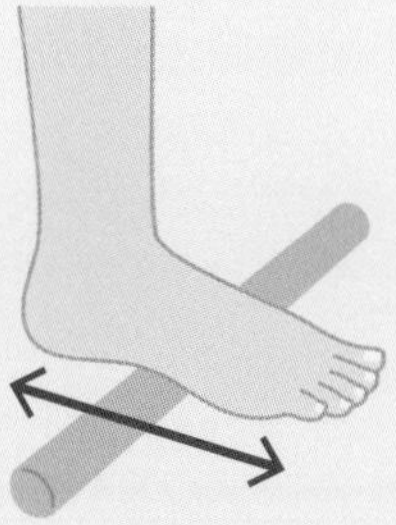

足裏のどこを刺激してよいのか迷ったときは、足裏全体をこぶしでさすってあげましょう。手で刺激するのが面倒だと感じたら、めん棒に足裏をのせて体重をかけて転がすと、ラクに足裏を刺激できます。

Q ほかの人の足をマッサージしてあげてもいいの？

A 家族やパートナーとのスキンシップにも

家族の健康管理やパートナーとのスキンシップに、ぜひゾーンセラピーをとり入れてください。刺激が強くなりすぎないよう声をかけながら行いましょう。また特にお子さんに行うと集中力アップや情緒の安定に役立ちます。

Q マッサージをしても足の色やしわが変わらない

A 気になる症状を感じていたら専門医へ相談を

足相で気になる色や形、しわを見つけ、刺激すると痛みが強く、マッサージを続けてもその痛みの強さが変わらなければ、何らかのサインかもしれません。疲れがとれない、食欲がないなど身体的な不快感があれば一度専門医に相談を。疲労が蓄積しているだけかもしれませんし、病が隠れている場合もあるかもしれません。専門医に相談したり、検査をすれば安心です。

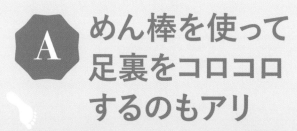

Q 押すと痛いけどガマンして続けたほうがいい？

A ガマンは禁物。力をゆるめて刺激を

押して痛みを感じた場合、ガマンをして強く押し続けるのはNG。力をゆるめて痛気持ちいい程度の刺激で押しましょう。血流がよくなり体調が改善すると以前痛いと感じていた強さが心地よく感じてくるはず。また、日によっても痛みを感じる強さが変わるので、体調に合わせて強さを変えましょう。

Q 一日に何回でも行ってもいいの？

A 何回行ってもいいけど一回30分以上は行わないで

ゾーンセラピーは一日に何回行っても構いません。ただし一回につき30分以上刺激しないようにしましょう。また、足相を見るときは裸足が原則ですが、足裏を刺激するときは靴下の上からでもOK。仕事の合間やテレビを見ながら、足裏全体を押したり、足首を回すだけでも、全身の血流を促すきっかけに。

Q 妊娠中や産後、生理中にもやっていい？

A 妊娠中は必ず専門医の指示に従って

妊娠中や産後の体調は人によってさまざま。大事な時期ですので、妊娠中や妊娠の可能性がある方、産後の方は医師に相談のうえ行ってください。生理中に行うとお腹の痛みや腰の違和感が軽くなります。ただし、血流がよくなるため、経血量が増える可能性も。不快に感じたら行わないで。

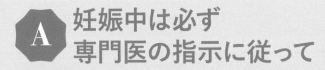

Q 体が硬くて足裏が見づらいです

A あぐらをかき 足を床に置いて確認を

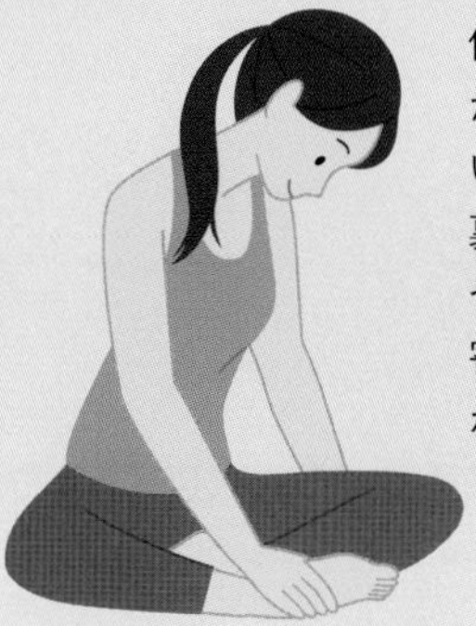

体が硬くて、反対脚の太ももの上に足首をのせて、上からのぞき込むように足裏をチェックすることができない人は、あぐらをかき、足の甲を床に置くようにして足裏を見ましょう。足をやさしく包み込むようにして、色や形、温度など感触を確かめて。強くつかむとしわが寄ってしまうので、あくまでもやさしく足を支えるのがポイントです。

Q 足裏以外で 触るとよい場所はありますか？

A 耳もみも おすすめです

東洋医学では耳にも足裏と同じように全身に対応するゾーンがあると考えられています。実際に耳をもむと体がポカポカするのを感じられるでしょう。ゾーンの正しい位置は知らなくても耳全体をもむことで全身の血行促進をサポートします。

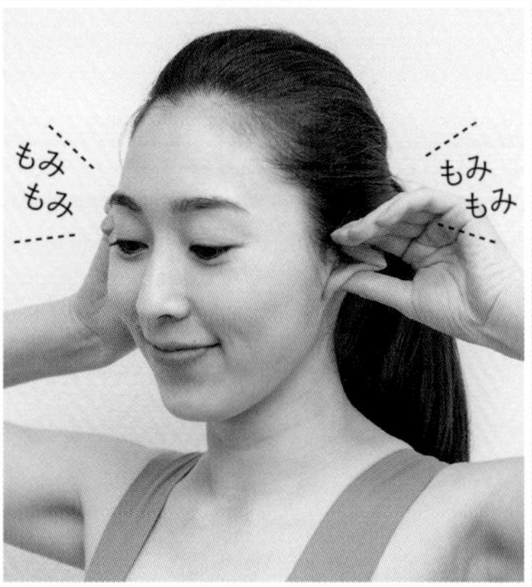

耳を指でタテに はさんでもみもみ

両手の親指と人さし指で耳を後ろから上下にはさみます。耳たぶと耳の上を近づけるように、タテに耳をもみもみともみほぐしましょう。回数は気にせずに、耳全体がポカポカするまで行います。

私の
足裏から何が
わかる？

３週間
ケアしたら
どう変化した？

鈴木きよみ先生による
足相診断＆足刺激
体験レポート

体や心の悩みを抱える人たちがきよみ先生に足相診断していただきました。
そこでわかった不調の原因とその後のセルフケアでの変化をレポートします！

CASE／1 汗かきなのに冷え症……
チグハグな体調に悩んでいます （20代・Oさん）

BEFORE

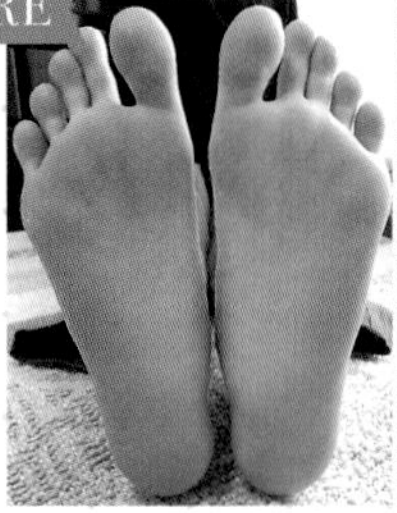

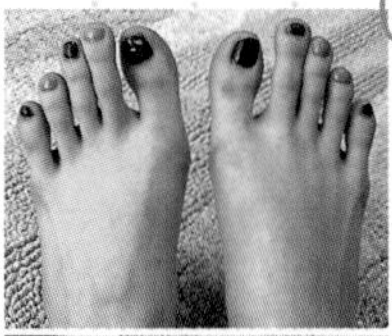

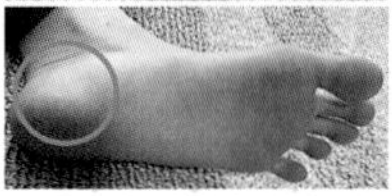

Check!

きよみ先生の足相診断

- 足の指が細い
  → 体力がなく疲れやすい
- 親指・人さし指の間が開いている
  → 消化器の働きが弱い体質
- 腎臓のゾーンを押すと跡がつく
  → 内臓が冷えてむくみやすい

かかとの内側の三角ゾーンが膨らんでいるのは、ホルモンバランスの乱れによるもの。更年期症状のように胸から上がのぼせやすく、体は冷えているのに暑くて汗が出てくる状態です。

AFTER

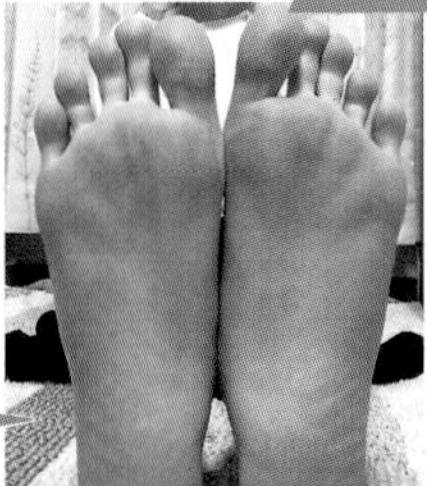

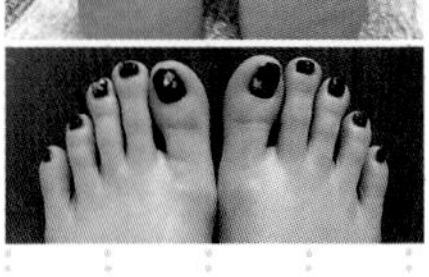

おすすめ足刺激法

- 腎臓、輸尿管、膀胱のゾーンを押す
- 足指全体をもみほぐす
- 胃のゾーンを押す

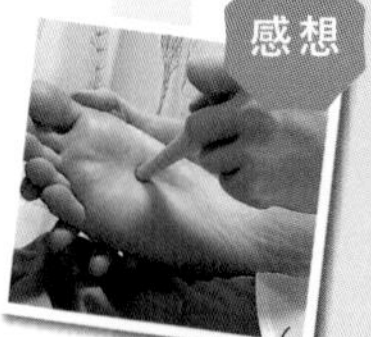

押すと
痛気持ちいい

感想

足刺激開始から2週間で、足裏が床をしっかりつかむ感覚が。「最近むくんでないな」「今日は冷えてない」と、うれしい気づきがどんどん増えていきました。

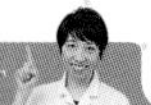

COMMENT by Kiyomi

足指の並びがまっすぐに揃ったのは、自律神経のバランスが整ったから。血流が巡りはじめ、指先の血色がよくなっています。むくみ解消まではもう少し。足の甲にすじが出ることを目標に！

首肩のこり、不眠は脳疲労が原因だった！

CASE／2 ぐっすり眠れて体がラクになった

（50代・S田さん）

BEFORE

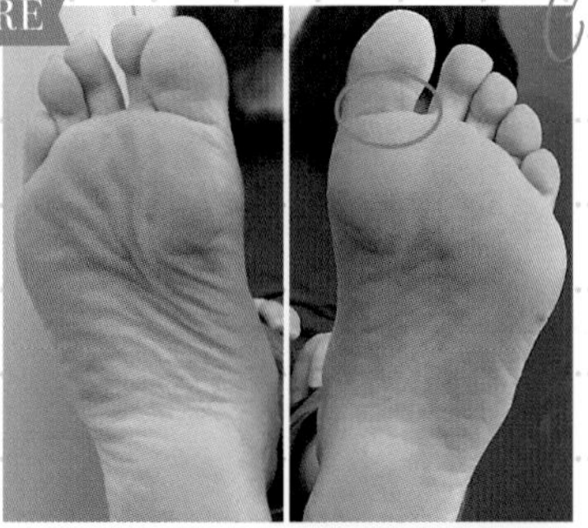

Check!

きよみ先生の足相診断

- ☑ 親指の色が赤い
  → 脳が働きすぎている「脳疲労」の状態
- ☑ 親指の付け根のくびれが無い
  → 首がこっている
- ☑ 足裏の色がまだらになっている
  → 体に腫瘍を作りやすい体質

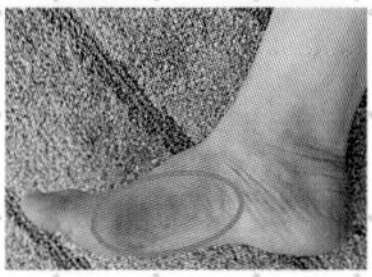

足の内側側面の静脈が、青紫色で目立っています。全身の血流の悪さを示すもので、心と体の調子が不安定になりやすい状態です。

首肩のこりは、目の疲れによるものと、精神的なストレスの蓄積によって脳疲労を起こしていることが原因です。夜、目が覚めやすくしっかり眠れないのも、寝ている間に脳が働きすぎているからです。

おすすめ足刺激法

- 親指をしっかりもむ
- 足首の前側を上半身に向かってさする
- 腎臓、輸尿管、膀胱のゾーンを押す

AFTER

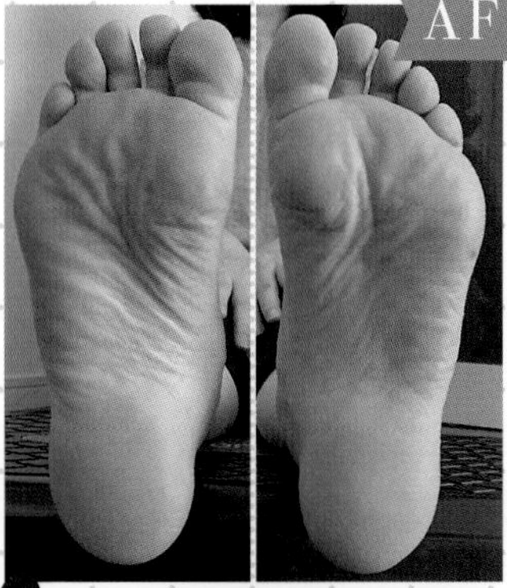

足指がやわらかくなった！

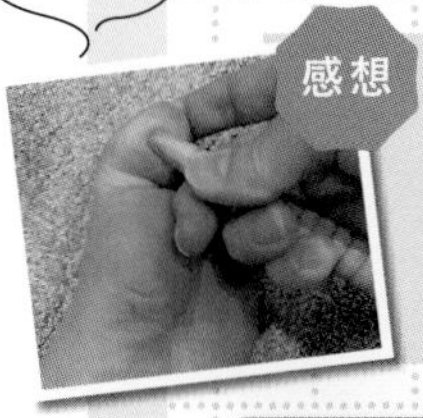

感想 毎日の足刺激で、すぐに睡眠が深くなり長時間眠れるようになりました。ツラかった首こりの痛みはほぼなくなり、かすみがちな目が起床後すぐからパッチリ見えるように！

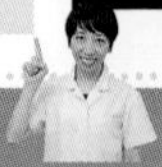

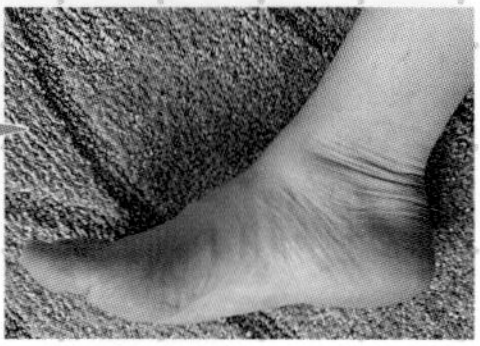

COMMENT by Kiyomi

足裏の色が自然な血色になり、肌質もやわらかくなっています。親指の付け根にくびれもできていますね！静脈の色も目立たなくなっているので、全身の巡りがよくなり首肩のこりがラクになったのですね。

CASE／3

几帳面な性格が胃腸の不調を招いていた…

さらに「数学足」との分析にもビックリ！

（40代・H.Iさん）

BEFORE

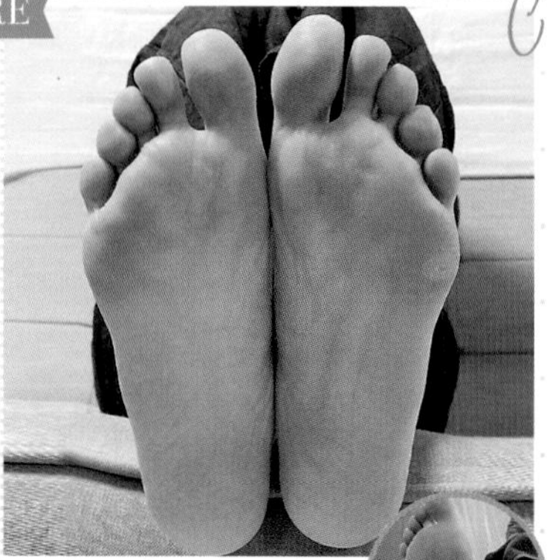

真ん中の縦じわが数学足の証し。実際に大学の数学科を卒業していて理数系が得意だそう。

Check!

きよみ先生の足相診断

- ☑ 指先の皮むけ、かかとの角質、指の下のタコ
  → 無意識に体に力が入りやすい
- ☑ 足裏の真ん中に縦じわがある
  → 理数系の頭脳をもつ「数学足」
- ☑ 左足に足相が出やすい
  → 外部からのストレスを受けている

完璧主義で几帳面な性格のために、いつも体に力をいれて頑張ることが習慣になっています。もともとは胃腸が弱い体質ではないのに、そのストレスによって胃腸の調子を崩しやすくなっています。

AFTER

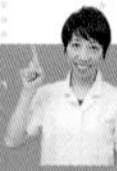

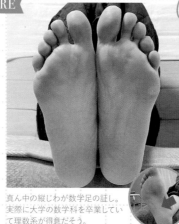

COMMENT by Kiyomi

脳のゾーンが多く集まる親指が、ふっくらとして形がきれいに整ってきています。これはメンタル面が安定してきたことを表します。土踏まずのアーチが深くなっているので、消化器の働きもよくなっていますね！

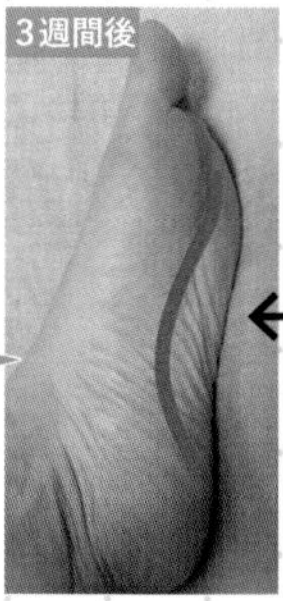

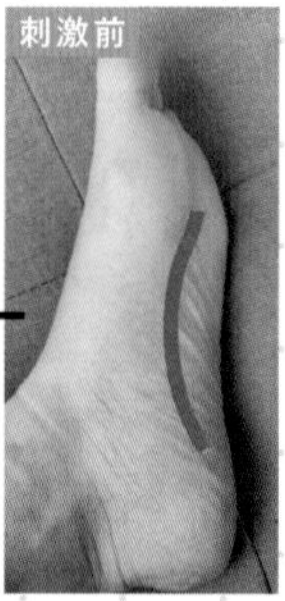

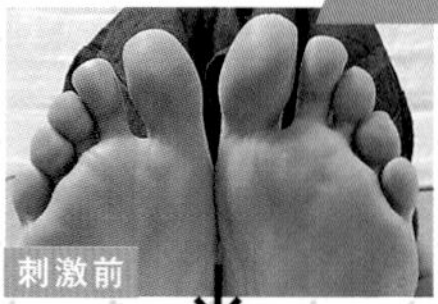

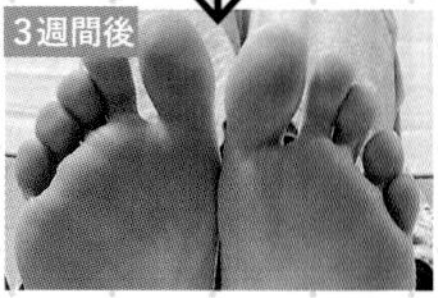

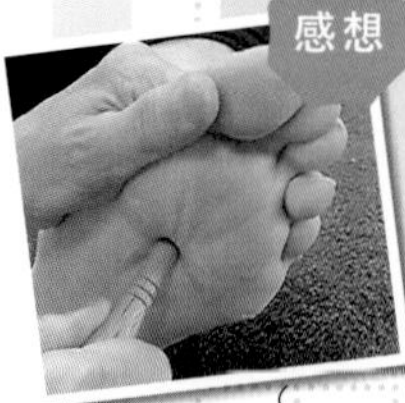

湯船での刺激が集中できます

感想

1週間ほどでよく眠れるようになり、疲れが取れやすくなりました。胃もたれはほぼなくなりました。足をさすると心が満たされると実感できたので、これからも毎日続けられそうです。

おすすめ足刺激法

- 腹腔神経叢のゾーンをさする
- 土踏まず全体をさする
- 胃、十二指腸、膵臓のゾーンを押す

CASE／4

氷のように冷たかった足がポカポカに！

心身の緊張をケアして冷えを解消

（40代・E.T さん）

BEFORE

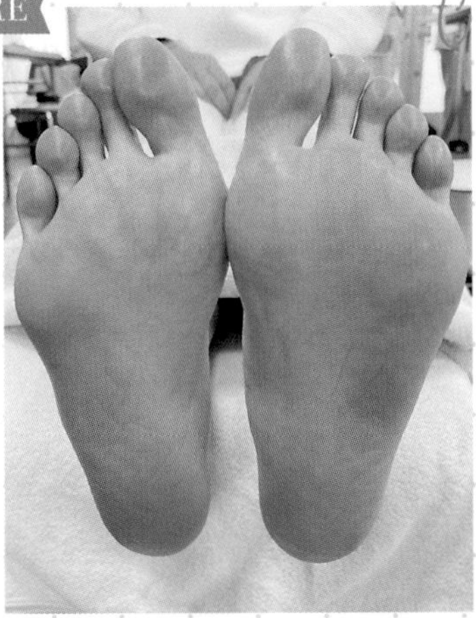

Check!

きよみ先生の足相診断

☑ 側面ががっしりとした足

→ **バレーボールなどの運動経験を示す「スポーツ足」**

☑ 指の間の開き方が異なる

→ **親指と人さし指の間が目立つのは、親との緊張関係を表す**

子どものころから姉妹でバレーボールを続けてきた結果、親や周囲から比較されることが多く、常に緊張感にさらされたことが、体が血行不良を起こしやすくなった原因です。心や体の緊張が冷えやむくみを起こすこともあるのです。

AFTER

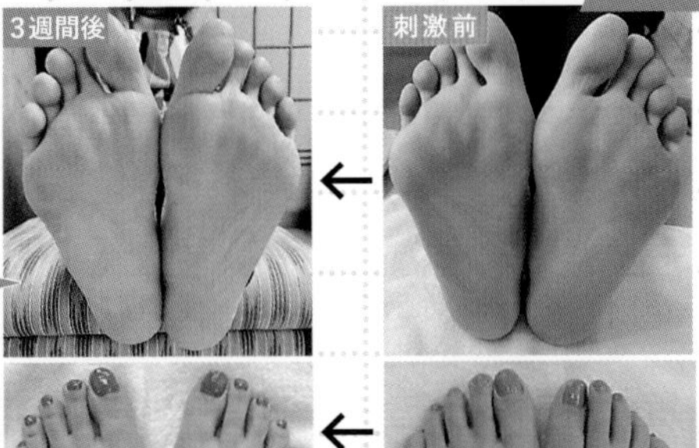

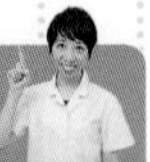

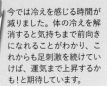

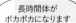

COMMENT by Kiyomi

むくみでパンパンだった足がしぼみ、その分足裏のシワが目立つようになりました。指もほっそりしてくびれができ、関節が出てきましたね。体の緊張をほぐすには、指先の前頭洞ゾーンの刺激をしっかり続けましょう！

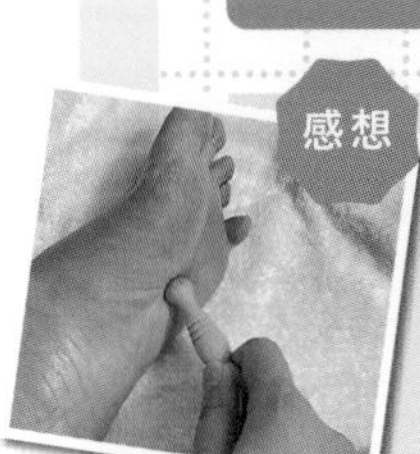

長時間体がポカポカになります

感想

今では冷えを感じる時間が減りました。体の冷えを解消すると気持ちまで前向きになれることがわかり、これからも足刺激を続けていけば、運気まで上昇するかも！と期待しています。

おすすめ足刺激法

- **腎臓、輸尿管、膀胱のゾーンを押す**
- **心臓と肝臓のゾーンを押す**
- **前頭洞のゾーンをさする**

CASE／5

つらい便秘と冷えがみるみる変化。お腹の張りが解消し、夜もぐっすり眠れるように

（20代・M.Sさん）

BEFORE

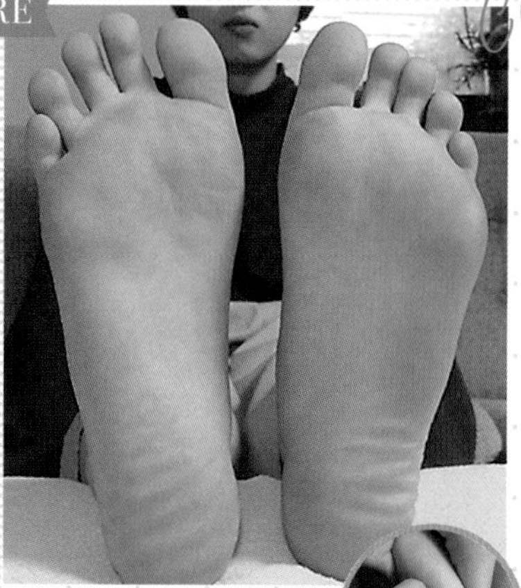

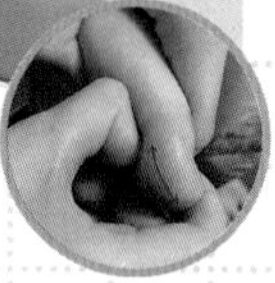

細くて華奢な印象の足の人は仕事や環境などのストレスを受けやすく、不安になりやすい傾向が。

きよみ先生の足相診断

☑ かかとの幅が狭い、冷たい
→ **子宮や卵巣のトラブルが起きやすい**

☑ 土踏まずの血色が悪い
→ **消化器の働きが弱っている**

☑ 食道のゾーンにしわが多い
→ **お腹が張りやすい**

冷えを自覚しにくい人が増えていますが、足に触れた手のほうが温かいと感じたら体が冷えています。腸は心のバロメーターでもあるので、腸内環境を整えることが心と体の元気につながります。

おすすめ足刺激法

- **足裏全体をまんべんなくさする**
- **親指をしっかりもむ**
- **腎臓のゾーンを押す**

感想

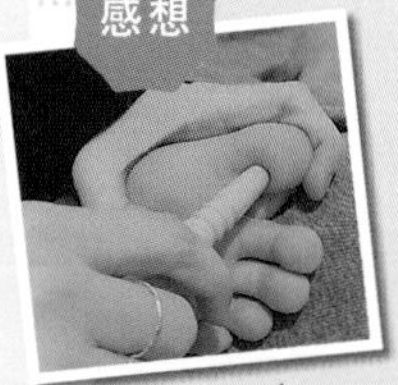

お腹の張りがなくなりお通じが順調になりました。夜にしっかり眠れるようになり、朝の目覚めがスッキリして、早起きや朝ごはんを食べられるようになったことに驚きです。

刺激の痛みがやみつきに…

AFTER

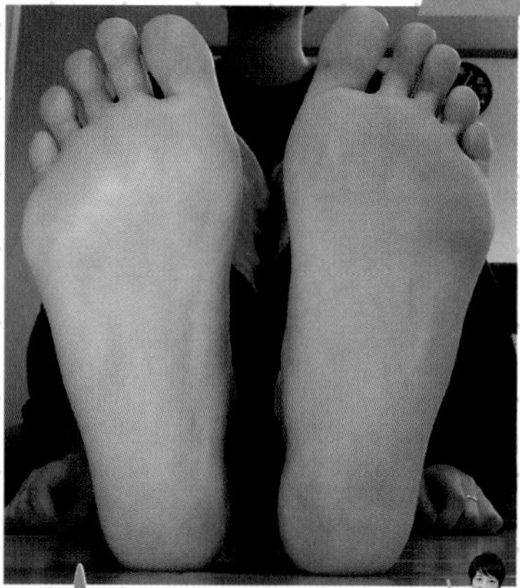

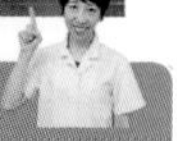

COMMENT by Kiyomi

血行がよくなり指先に赤みが差しています。指がまっすぐに伸びて揃ったのは、自律神経のバランスが整ったことの表れです。冷えが改善したので、夜もぐっすりと眠れるようになったのですね。

3週間で理想の足裏に！

CASE／6 なかなか治らなかった 肩の張りがすっかり消えた

（40代・Tさん）

BEFORE

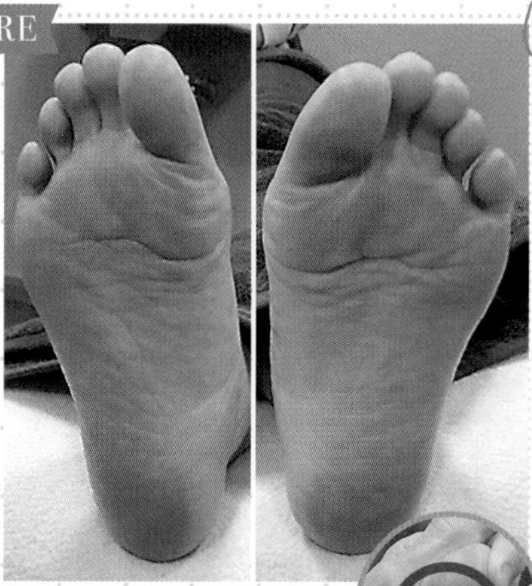

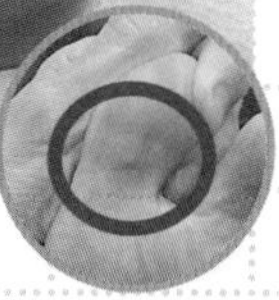

足裏は理想的なピンク色なので基礎体力がある元気な足です。指の付け根につく角質は首こりのサインです。

Check!

きよみ先生の足相診断

- ☑ 左の親指が内側に傾き、付け根に角質がある
  → 右の首がこっている
- ☑ 足裏にくっきりした横線がある
  → 気力や体力が十分で、リーダーシップを発揮できる

肩の張りを気にされていますが、実際には肩のゾーンには症状がないので、こっているのは肩ではなく首です。過去のむち打ちの経験以来、首が動かしづらく負荷がかかりやすくなっています。

AFTER

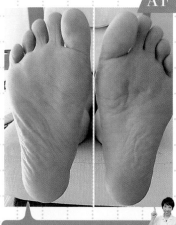

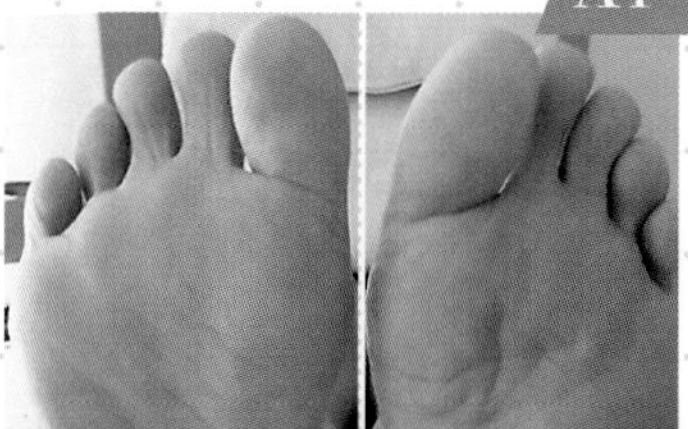

おすすめ足刺激法

- 親指の付け根をしっかりもむ
- 頸部、首、頸椎のゾーンをさする

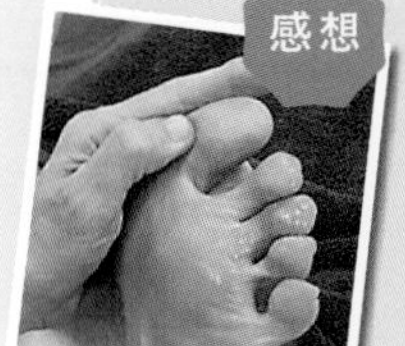

感想

首のゾーンを刺激した直後に、肩の張りやこりがスーっと取れていきました。長年ツラい思いをしてきた肩の症状がなくなってからは、不思議と全身の体調がよくなりました。

角質も小さくなった！

COMMENT by Kiyomi

足裏がピンク色で気になる足相も出ておらず、まさに理想の足裏です！　唯一の弱点だった首のこりが解消し、全身の巡りがよくなった結果ですね。3週間でここまでの足になるのはレアケースです。

おわりに

サロンの現場から

朝、一軒家のサロンに入ると、
まずは隅から隅まで窓をあけ、新しい空気と入れ替えます。
そして次に、今日も一日、サロンに流れる水の音楽にスイッチを入れます。
すると、サロンという空間がまるで生き物のように呼吸を始めるのです。
最後に、いつもの白衣を羽織って、私のセラピストとしての一日が始まります。

小さな看板しかない。宣伝広告もだしていない。
それでも少しずつ、サロンのお客様が大切なご家族やお友達を誘ってくださり、
気づけば、たくさんのお客様が足を運んでくださるようになりました。
だからこそ、もっと素晴らしい療法はないかと世界中を歩いた時代もあったのです。

内臓の調子がすぐれないといわれては独自の『ゾーン療法』を研究し、
むくみがつらいという方には『リンパマッサージ』を東洋人向けにアレンジし、
自律神経のバランスをくずして、心が不安定という方には『経絡マッサージ』を考え、
歩くのに関節が痛いという方のためには『骨格バランス療法』をつくり、
どうしても痩せないという方には独特な『セルライトケア』を施し、
どんなにマッサージをしても肩こりがとれないという方には『筋膜メソッド』をつくり、

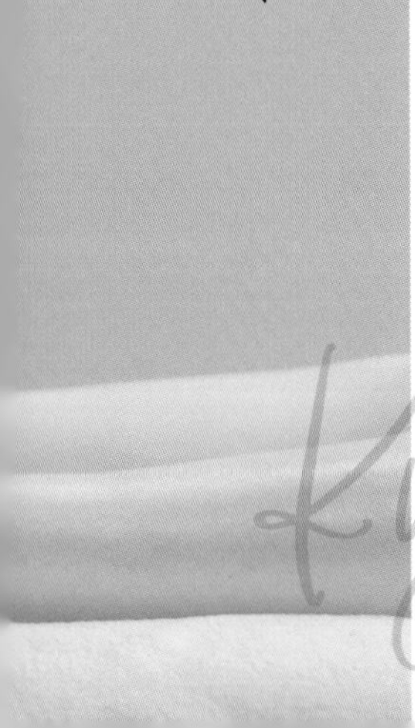

Kiyomi Suzuki

今日出会う一人のお客様のためにセラピーをつくっていたら
いつの日か
6つのセラピーが融合された『クリニカルゾーンセラピー』が
私の手の中で完成したのです。

私にとって、30年間の最大の『師』はお客様でしかなかった。
振り返ると施術室が、私の研究室だったのです。

私の学び舎はこのサロン。
一生涯、サロンの臨床で
温かな手を磨いていきたいと思います。

鈴木きよみ

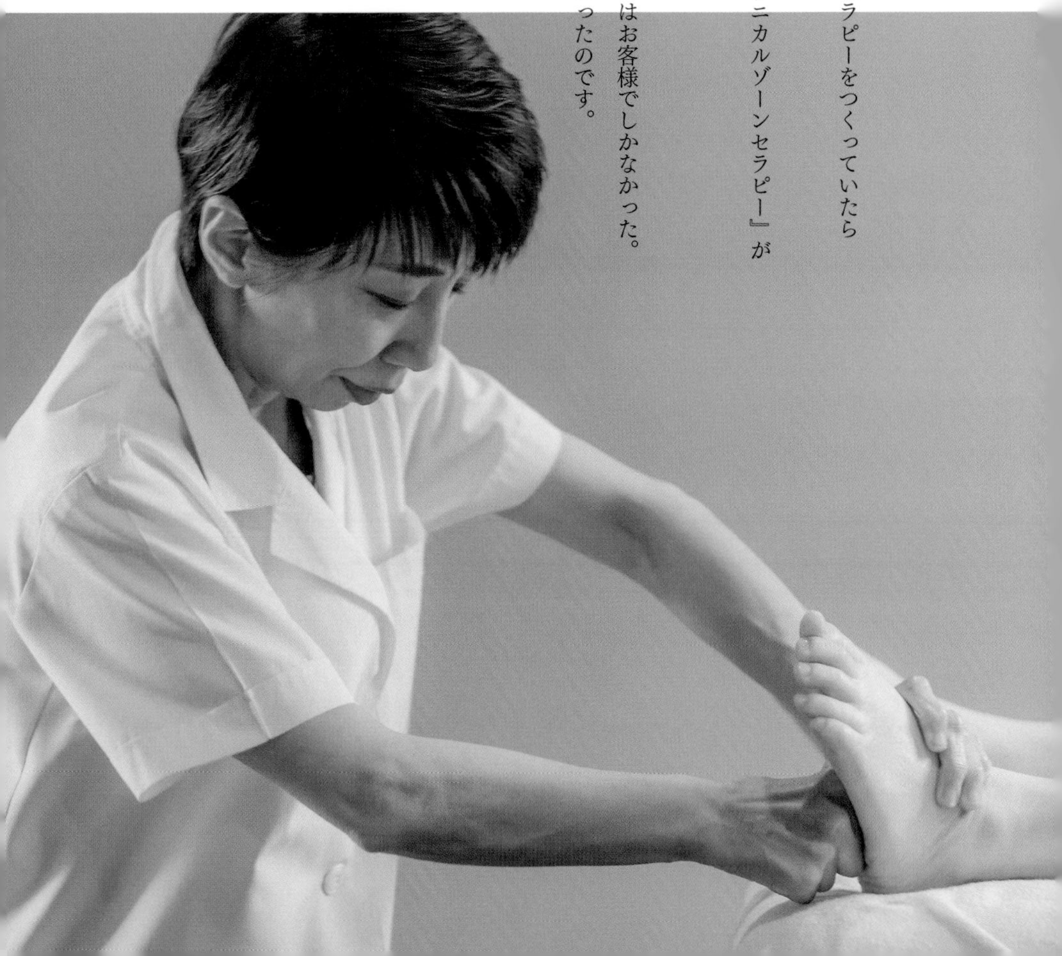

おうち時間に香りやお茶で癒しを！

ゾーンセラピーを もっと 楽しめるアイテム

ゾーンセラピーはマッサージだけでなく、体を温めたり、マッサージオイルにアロマの香りをプラスしたり、五感で楽しむケア法。おうちの癒し時間に役立つ商品を紹介します。

香りを楽しむ

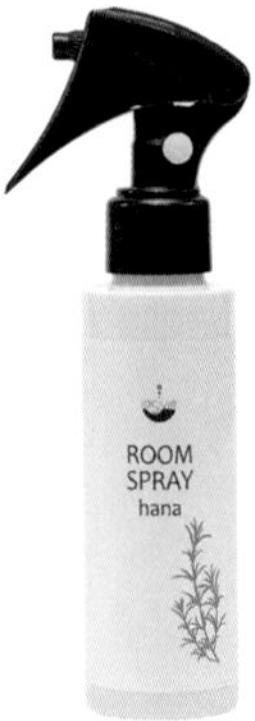

ルームスプレー

アンピールブレンドのエッセンシャルオイルを使用したルームスプレー。香りは3種類。_kaze- 100ml 1,980円、-hana- 100ml 1,980円、-kokyu- 100ml 2,530円

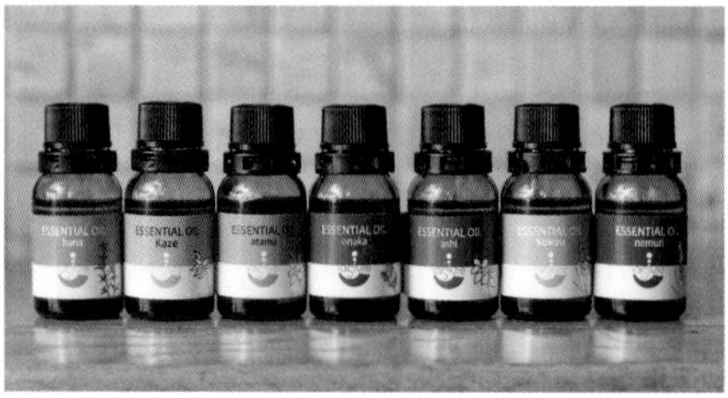

エッセンシャルオイル アンピールオリジナルブレンド精油

お悩み別にブレンドされたオリジナルのエッセンシャルオイル。キャリアオイルとブレンドしてマッサージで使用したり、お部屋の香りとしてもおすすめ。写真左から、-hana- 10ml 2,750円、-kaze- 10ml 2,750円、-atama- 10ml 2,750円、-onaka- 10ml 2,530円、-ashi- 10ml 2,530円、-kokyu- 10ml 2,750円、-nemuri- 10ml 2,750円

マスクスプレー

マスクの外側からシュッとひと吹き。オリジナルのエッセンシャルオイルを使った香りで不快なマスク生活をさわやかに。写真左から -hana- 10ml 2,200円、-kaze- 10ml 1,980円、-cool- 10ml 1,980円、-kokyu- 10ml 2,200円

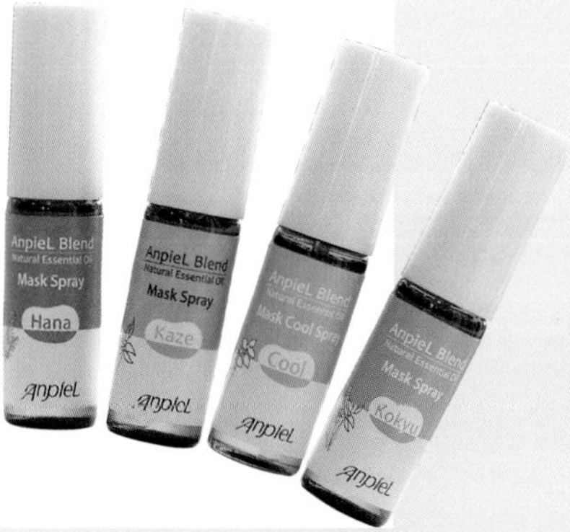

ケアを楽しむ

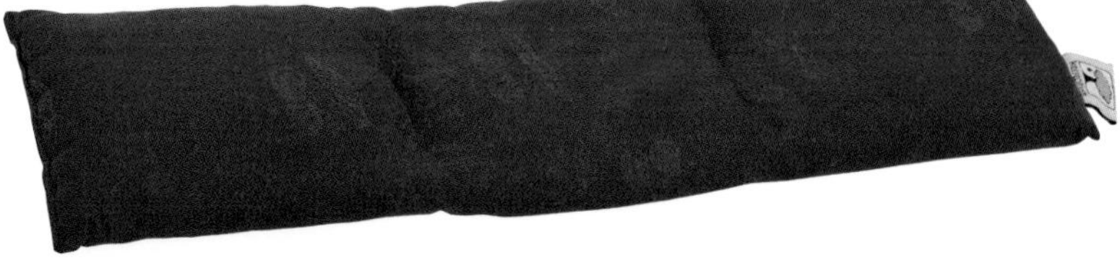

チェリーストーンピロー

さくらんぼの種の入った枕。レンジで加熱し、おなかや足など、冷えている部位にあてていると適度な重さとじんわりとした温かさに、冷えによる不快感がラクに。写真：ロングサイズ5,060円。そのほかスモールサイズ3,410円やクラシック5,060円など3種類。

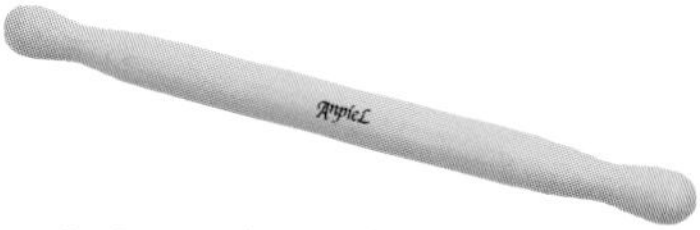

青森ひばめん棒

お風呂で使え、香りがよく手触りのソフトな青森ひば素材のめん棒。足や体を効率よくマッサージするために生まれためん棒です。2,530円

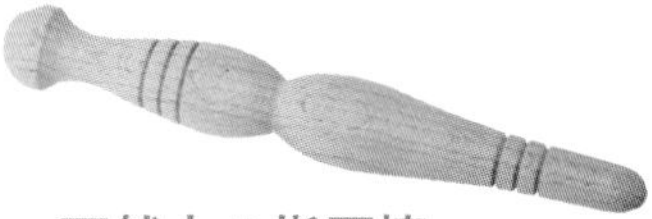

天然木の指圧棒

足裏を押すために開発された指圧棒。丸みのある独特の形は足のゾーンに入りやすいように計算されたアンピールオリジナル。880円

休憩を楽しむ

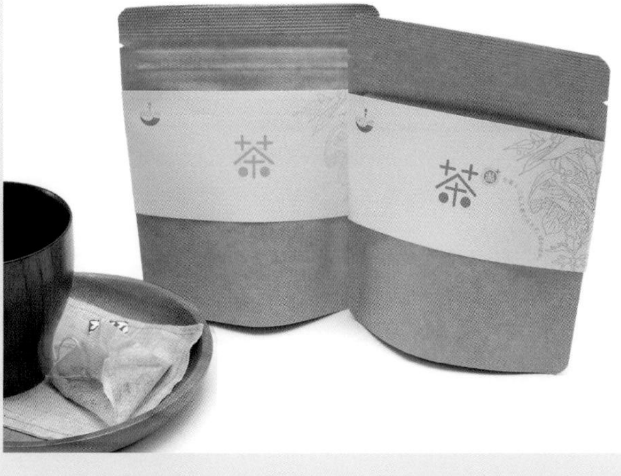

いやしびのお茶

ハブ茶、はとむぎ、杜仲葉など14種類の茶葉をブレンドした胃腸の調子を整え、むくみ改善をサポートしてくれるティーバックタイプの健康茶。写真左：いやしびのお茶 8個入 540円、20個入 1,026円

写真右：体を温める計20種の茶葉を加え、冷え改善におすすめ。いやしびのお茶温プラス6個入 540円、14個入 1,026円

プロの手による足裏マッサージを体験できる！

ゾーンセラピーを受けられるサロン

プロの施術を受けてみたい！　と思ったら、サロンアンピールへ。
ゾーンセラピーの理論と技術を取得したセラピストがやさしく、丁寧に、足裏から疲れを癒してくれます。

足相 ＋ ゾーンセラピー

鈴木きよみクリニカルサロン

WEB SITE

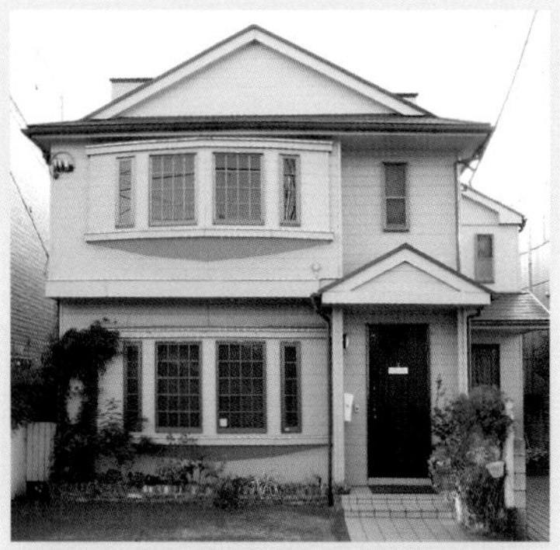

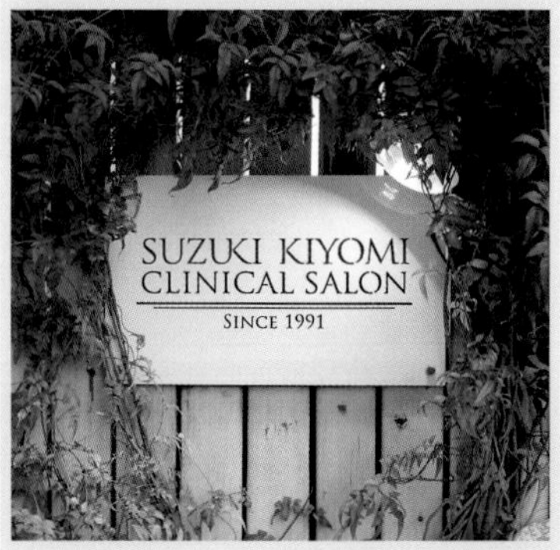

Data

- 住所　東京都目黒区自由が丘3-10-21
- 電話　03-5701-1929
- 予約　完全予約制

Instagram　salon_kiyomi

足相 ＋ ゾーンセラピー

サロン アンピール

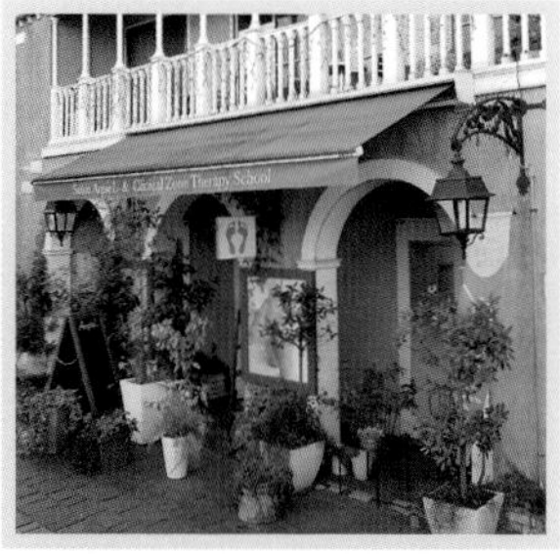

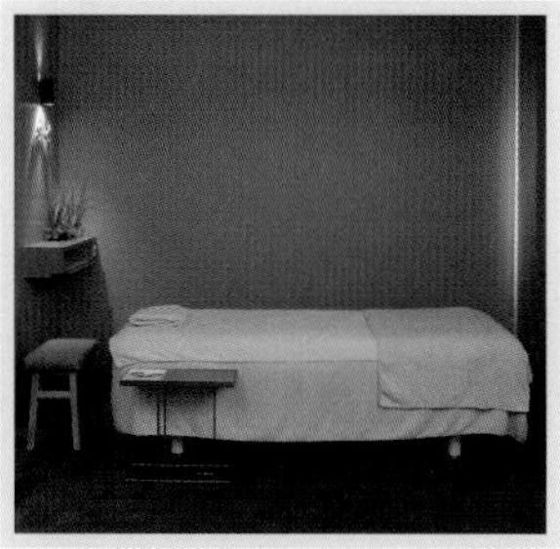

Data

- 住所 東京都目黒区自由が丘2-8-2 ラ・ヴィータC棟
- 電話 03-3725-1929
- 予約 予約優先

Instagram	salon_anpiel

足相 ＋ ゾーンセラピー

ボディメンテナンスサロン アンピール

Data

- 住所 神奈川県相模原市南区相模大野3-8-1 小田急ホテルセンチュリー相模大野14F
- 電話 042-705-1930（直通）
- 予約 予約優先

Instagram	anpiel_oono

ゾーンセラピー の施術を受けられるサロン

［箱根］
- はつはな まほろみ
- 箱根湯寮 ほぐし庵 ゆるるか＆ほぐし処 座楽
- 箱根ゆとわ 湯るりと
- ホテルおかだ 一夜湯治ゆるりと

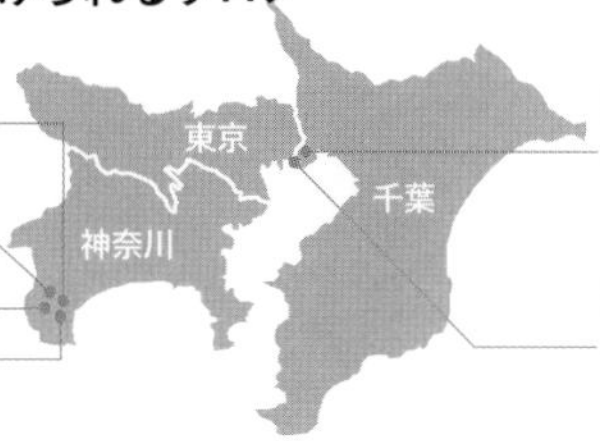

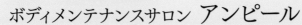

［舞浜］
- むくみ専門サロン cocoCUTTO

［浦安］
- 浦安ブライトンホテル東京ベイ ジーナス

［別府］アマネク別府 tamayura ［金沢］アマネク金沢 tamayura

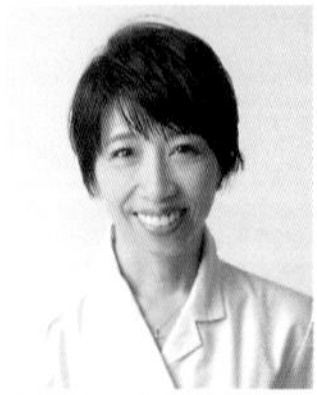

アンピール代表
鈴木きよみ

足のひと®（足読み師/足裏研究家）、「めん棒ダイエット®」考案者。
東京・自由が丘を拠点に30万人以上の足を診てきた経験豊富なセラピスト。足を見て全身の不調を探る診断法「足相診断®」と、足学に基づき不調を整える技術「きよみ式ゾーンセラピー®」を確立。足と体のつながりに着目し、高齢化社会に向けて「歩ける寿命」を延ばし、人生を楽しむためのライフスタイルとして「足ウェルネス®」を提唱。
著書に『めん棒ゾーンセラピーですぐやせっ！』(学研)、ほか多数。また、現在は施術のかたわら、より多くの方に自分自身で不調や未病を改善してほしいという想いから、公式LINEやオンラインサロンにて誰でも簡単にできる「足読み法」や「養生法」を発信。インスタグラムやTikTokでも足ウェルネスの最新情報、足相や足刺激テクニックをわかりやすく解説中。

【オフィシャルHP】**https://kiyomi-suzuki.jp/**
【Instagram】**@anpiel_kiyomi** 【TikTok】**@kiyomi_anpiel**

すべての不調は
足裏を見ればわかる!

2021年8月12日　第1刷発行
2024年6月2日　第3刷発行

著　者	鈴木きよみ
発行人	松井謙介
編集人	坂田邦雄
編集長	保母千佳恵
発行所	株式会社 ワン・パブリッシング 〒105-0003 東京都港区西新橋 2-23-1
印刷所	TOPPAN株式会社
製本所	古宮製本株式会社
DTP	株式会社グレン

STAFF

企画・編集制作	山本美和
原稿・校正	牧内夕子
デザイン	羽鳥光穂
撮　影	東京神父（P7、P123、P128） 我妻慶一（モデル、足の写真、商品）
モデル	殿柿佳奈
イラスト	伊藤ハムスター（カバー） 湯沢知子（本文）
校　閲	麦秋アートセンター
協　力	鈴木由萌（オフィスキヨミ）
Special Thanks	足の撮影に参加して下さったみなさん

［この本に関する各種お問い合わせ先］
●内容等のお問い合わせは、下記サイトのお問い合わせフォームよりお願いします。
……………………………… https://one-publishing.co.jp/contact/
●不良品(落丁、乱丁)については …… 業務センター Tel 0570-092555
〒354-0045 埼玉県入間郡三芳町上富279-1
●在庫・注文については ………… 書店専用受注センター Tel 0570-000346

ワン・パブリッシングの
書籍・雑誌についての
新刊情報・詳細情報は、
下記をご覧ください。
https://one-publishing.co.jp/

最新の美容・健康情報は
こちら！
https://fytte.jp